炎症性肠病的鉴别诊断

日本《胃与肠》编委会　编著

《胃与肠》翻译委员会　译

北方联合出版传媒（集团）股份有限公司

辽宁科学技术出版社

Authorized translation from the Japanese Journal, entitled
胃と腸　第56巻第12号
炎症性腸疾患の鑑別診断
ISSN: 0536-2180
編集：「胃と腸」編集委員会
協力：早期胃癌研究会
Published by Igaku-Shoin LTD., Tokyo Copyright © 2021

Simplified Chinese Characters published by Liaoning Science and Technology Publishing House, Copyright © 2024.

© 2024辽宁科学技术出版社
著作权合同登记号：第06-2021-225号。

图书在版编目（CIP）数据

炎症性肠病的鉴别诊断/日本《胃与肠》编委会编著；《胃与肠》翻译委员会译. —沈阳：辽宁科学技术出版社，2024.4

ISBN 978-7-5591-3461-5

Ⅰ.①炎… Ⅱ.①日… ②胃… Ⅲ.①肠炎—鉴别诊断 Ⅳ.① R516.104

中国国家版本馆CIP数据核字（2024）第046403号

出版发行：辽宁科学技术出版社
　　　　　（地址：沈阳市和平区十一纬路25号　邮编：110003）
印　刷　者：辽宁鼎籍数码科技有限公司
经　销　者：各地新华书店
幅面尺寸：182 mm×257 mm
印　　张：6.75
字　　数：150千字
出版时间：2024年4月第1版
印刷时间：2024年4月第1次印刷
责任编辑：卢山秀
封面设计：袁　舒
版式设计：袁　舒
责任校对：黄跃成

书　　号：ISBN 978-7-5591-3461-5
定　　价：128.00元

编辑电话：024-23284367
E-mail：lkbjlsx@163.com
邮购热线：024-23284502　　　《胃与肠》官方微信：15640547725

目 录

炎症性肠病的鉴别诊断

齐藤 裕辅[1]

关键词　炎症性肠病　影像诊断　内镜诊断　活检
X 线造影检查

[1] 市立旭川病院消化器病センター　〒070–8610 旭川市金星町 1 丁目 1–65
E–mail：y_saito@ach.hokkaido.jp

前言
——炎症性肠病的诊断很难

　　炎症性肠病（inflammatory bowel disease，IBD）几乎都是不危及生命的良性疾病，而且由于疾病的种类非常多，也有很多不能确诊的，因为没有明确诊断，很容易被忽视。肿瘤具有"诊断后切除即止"的特点，所以症状、影像表现不会发生变化，但炎症在疾病的初期、急性期、治愈期、瘢痕期，以及初发或复发时，其症状、影像表现会发生明显变化。而且由于初期影像和治疗的介入、合并缺血性变化、手术的影响等而呈现非典型影像，由于这些影像也会混合出现，因此其影像表现极为复杂。因此，我想有很多医生可能从最初就会放弃影像诊断，而依赖于通过培养检查和活检（包括采用特殊检查和基因检测）进行诊断。

正确进行IBD影像诊断的原则

　　为了正确进行 IBD 的影像诊断，下述的两个过程是必要且重要的。

1. 过程①

　　作为基本知识，在头脑中形成关于各种疾病典型影像表现（如果可能的话，同时也包括初期影像）的"疾病→影像表现"的知识盒子，形成很多的知识盒子。

2. 过程②

　　在实际诊断的情况下，进行①背后的过程，即正确地找到影像表现、肉眼表现进行分析，分析与头脑中形成的各种疾病的知识盒子中的哪个一致？哪个是接近的疾病？这项工作非常重要。在复杂的影像表现中，排除由于治疗干预的影响、合并缺血性变化和手术的影响（吻合部附近）等引起的继发性变化而呈非典型影像的部分表现，找到呈现典型表现的部分，并着眼于那部分寻找疾病表现。

　　当这两种相互关联的知识盒子在头脑中形成并确立时，IBD 的诊断能力就会提高。

掌握正确进行IBD图像诊断所必需的知识

　　为了正确进行 IBD 的影像诊断，我想在此推荐 2 篇重要的文献。

　　白壁等所著的论文报道，作为包括炎症性肠病在内的疾病影像诊断的基础，下面 4 个项目的分析非常重要。

　　（1）病变的部位——疾病的好发部位：病变的主体位于哪个部位（以直肠为中心，还是以回盲部为中心，等等）。

　　（2）病变的形态（点、线、面）：病变是由小糜烂等点构成的还是由线（主要是纵行方向的）或是面（形成局部的病变）中的哪一种构成的。

（3）病变在肠道中的位置：与结肠带之间的位置关系（是否是结肠带上的病变），是肠系膜附着侧还是肠系膜附着对侧的病变。

（4）病变的分布：是纵向排列还是横向排列。

通过对这些疾病表现的分析，就可以锁定疾病。

另一篇是渡边、味冈等所著的论文，在进行前述过程②的工作上是有用的。

渡边、味冈等将 IBD 根据内镜下（肉眼）的形态，将（大肠的）炎症性疾病分为 6 种形态，并分别记录了呈现各个肉眼分型的疾病。详细内容请参考本书中味冈医生的论文。这种分类在以下方面非常有优势。

（1）分类的数字越小，疾病特异性越高。

（2）当多种表现混合在一起时，以序号小的表现为主进行诊断。

例如，在分类 1 的纵行溃疡和分类 3 的卵圆形溃疡混合存在的情况下，考虑诊断为呈分类 1 的纵行溃疡的疾病；在分类 2 的环状溃疡和分类 3 的卵圆形溃疡混合存在的情况下，考虑诊断为呈分类 2 的环状溃疡的疾病。通过反复进行这种模式分类并认真阅读，可以使提取影像表现→推断疾病的工作变得顺畅且容易，保证 IBD 的影像诊断能力有飞跃性的提高。

本书的特点

一般在以"炎症性肠病的鉴别诊断"为主题的书中，通常多是以展示前面提到的过程①的包括各个疾病的初期病变在内的典型内镜表现为中心。但是，本书的构成是，上述过程②的在呈某种肉眼形态（内镜表现）的疾病中都有哪些，也就是说，把重点放在了实施内镜检查→发现疑似炎症的病变→"那么，应该考虑是什么"这一符合实际诊断情况的"影像表现→疾病"的综合性知识上。

另外，关于炎症性病变好发部位的直肠和回盲部，特别阐释了应该缩小部位针对特定部位根据影像表现来考虑疾病，并且还就发现病变时需要与炎症性疾病相鉴别的肿瘤性 / 肿瘤样病变进行了阐释。

此外，本书还在近年来几乎不为人所见的 X 线造影检查方面，展示了许多精美的图像。X 线造影检查在炎症性肠病的影像诊断方面，作为"概观摄影"，恰恰可以像用无人机从空中鸟瞰疾病一样进行诊断，在炎症性肠病的诊断方面极具实用性。另外，如果本书能让大家重新认识到 X 线造影检查是可以提供关于炎症性肠病的诊断不可缺少的肠道的黏膜、黏膜下层、固有肌层、浆膜等各层的信息和肠壁外信息的话，笔者会深感荣幸。

结语——IBD的诊断很有趣

由于 IBD 涉及多方面，所以不可能从一开始就把疾病的影像全部印到脑海中。希望大家把本书放在手边或内镜室，将实际的影像表现与本书中的表现进行比较，就应该怀疑的疾病反复进行训练。同时，就所怀疑的疾病，学习其他的教科书，包括本系列以前的图书在内。这种反馈很重要。虽然笔者认为刚开始大家依赖活检、细菌学检查和特殊检查进行诊断的情况可能会比较多，但通过反复精读本书，把疾病的影像印到脑海中，自然就会提高炎症性肠病的影像诊断精度，即使只根据影像也能充分推测和诊断很多疾病。"这样一来，炎症性肠病的诊断就很有趣了"。进一步来讲，根据临床表现和影像等，如果怀疑通过活检标本得到的预测表现反映到病理上〔如果怀疑直肠黏膜脱垂综合征（mucosal prolapse syndrome of the rectum，MPS），就问"有纤维肌性栓塞（fibromuscular obliteration）吗？"；如果怀疑阿米巴痢疾，就问"有阿米巴滋养体吗？"；等等〕，就可以预测细菌的种类、设定培养条件等（在怀疑耶尔森菌肠炎的情况下"请求进行低温培养"，等等）。而且，会注意到不知不觉间自己已经成了炎症性肠病诊断的专家。不，在那之前，周围的人便会注意到并感到惊讶吧!

消化系统的专科医生自不必说（专科医生应反复熟读），即使不是消化系统专业领域的医生，笔者也强烈推荐将本书放在手边，作为 IBD 诊断的图谱书和入门书。

参考文献

[1]白壁彦夫，碓井芳樹，根来孝，他. 消化管の二重造影法と病変のとらえ方—変形学による比較診断の展開と効果. 胃と腸 21: 15-25, 1986.
[2]渡辺英伸，味岡洋一，太田玉紀，他. 炎症性腸疾患の病理学的鑑別診断—大腸病変を中心に. 胃と腸 25: 659-682, 1990.
[3]清水誠治，富岡秀夫，石田英和，他. 診断困難な炎症性腸疾患の特徴. 胃と腸 50: 867-876, 2015.
[4]斉藤裕輔，佐々木貴弘，杉山隆治，他. 腸管感染症の診断と治療. 胃と腸 53: 391-398, 2018.

炎症性肠病的鉴别诊断
——临床表现方面的探索

清水 诚治 [1]
池田 京平
石破 博
小木曽 圣
上岛 浩一
横沟 千寻
富冈 秀夫

摘要 ● 在炎症性肠病（广义）的诊断中，需要综合症状、病史、查体结果、临床检查、影像检查等信息。每种疾病都有其诊断的决定性信息，关于多种疾病及其多样性的知识是不可缺少的。虽然需要掌握高效地锁定疾病、通过有限的检查达到诊断的技术方法，但同时意识到在进行判断时产生偏倚的风险性也是很重要的。目前尚无根治方法的原发性炎症性肠病（IBD）的患者数量不断增加，但必须避免将可根治的疾病误诊为IBD。

关键词 炎症性肠病　肠炎　鉴别　直观推断法　认知偏差

[1] 大阪铁道病院消化器内科　〒545-0053 大阪市阿倍野区松崎町 1 丁目 2-22
E-mail : shimizus@oregano.ocn.ne.jp

前言

"广义的炎症性肠病"（以下简称"炎症性肠病"）包括罕见疾病在内，有很多种类。另外，即使是同样的病因和疾病，疾病表现也不是固定不变的。因此，很多人对炎症性肠病的诊断感到很棘手。

炎症性肠病诊断上的基本观点

炎症性肠病的诊断是综合症状、病史、查体结果、临床检查、影像表现、病理表现等信息，最终确定病因或疾病范畴的归属。完全相同的病变是不存在的，诊断这类疾病是根据个别事例的类推来套用疾病分类，但同时也是补充和重建分类的能动性过程。在诊断时，需要意识到每种疾病的决定性信息不同（**表1**）、受到检查精度的制约、存在非典型病例、病情因病期不同而发生变化等问题。

目前很难应用成体系的诊断标准，只能依赖于近似的、直观的思考（直观推断法）。但是，这样的判断往往伴随着被称为认知偏差的谬误。诊断的成败取决于对多种疾病及其多样性的知识量。重要的是，掌握高效地锁定应该诊断的疾病、通过有限的检查达到诊断的技术方法。

疾病大致被分为病因已知的疾病和病因未知的疾病。病因未知的疾病被称为特发性（idiopathic）疾病，由于是根据表现型的相类似性来规定疾病的概念，因此通常会制定诊断标准和分类标准。溃疡性结肠炎（ulcerative colitis，UC）和克罗恩病（Crohn's disease）等原发性炎症性肠病（inflammatory bowel disease，IBD）是最具代表性的，但也有介于两者之间存在的未分类炎症性肠病（IBD unclassified），并且存在不能归入现有范畴的病例。另一方面，作为病因已知的疾病，以感染性（infectious）、药物性/放射性等医源性（iatrogenic）、缺血性（ischemic）为代表，

表1 主要炎症性肠病的诊断依据

区分	疾病名	病史/诊察	粪便检查	血液检查	影像	活检
感染性	弯曲杆菌肠炎	○	◎	×	○	×
	沙门氏菌肠炎	○	◎	×	△	×
	副溶血性弧菌感染	△	◎	×	×	×
	肠出血性大肠埃希菌（EHEC）感染	△	◎	△	×	×
	细菌性痢疾	△	◎	×	△	×
	耶尔森菌肠炎	△	○	△	○	△
	肠伤寒、副伤寒	○	◎	◎培养	○	△
	艰难梭菌感染（CDI）	○	◎	×	○	△
	肠螺旋体病	×	△	×	×	◎
	衣原体直肠炎	○	◎拭子	△	◎	△
	肠结核	△	○活检组织	○	◎	○
	Whipple病	△	×	×	×	◎
	放线菌病	○	×	×	×	×
	诺如病毒肠炎	△	◎	×	×	×
	轮状病毒/腺病毒肠炎	×	◎	×	×	×
	巨细胞病毒（CMV）肠炎	○	△	○	○	△
	阿米巴痢疾	○	◎	×	○	◎
	蓝氏贾第鞭毛虫	×	○	×	×	○
	异尖线虫病	◎	×	△	○	×
	粪类圆线虫病	◎	○	×	△	△
	旋尾线虫X型幼虫移行病	◎	×	△	△	△
	七星库道虫（一种食源性寄生虫）感染	◎	×	×	×	×
药物性	抗生素相关性出血性结肠炎	◎	△	×	◎	×
	NSAIDs相关性肠炎	◎	×	×	○	○
	肠系膜静脉硬化症	◎	×	×	◎	○
	胶原性结肠炎	○	×	×	△	◎
	热带口炎性肠病	◎	×	×	◎	○
其他/特发性	淋巴细胞性结肠炎	○	×	×	△	◎
	放射性肠炎	○	×	×	◎	△
	缺血性肠炎	○	×	×	◎	○
	梗阻性结肠炎	○	×	×	○	×
	系统性红斑狼疮（SLE）	○	×	○	△	×
	血管炎综合征	◎	×	◎	○	△
	急性出血性直肠溃疡	○	×	×	◎	×
	宿便性溃疡	◎	×	×	◎	×
	肠系膜脂肪组织炎症	×	×	×	△	○
	嗜酸性粒细胞性胃肠炎	○	×	○	○	◎
	憩室性结肠炎	×	×	×	△	○
	多发性移植物抗宿主病（GVHD）	○	×	×	△	◎
	多发性非特异性小肠溃疡（CEAS）	○	×	◎基因	◎	×
	直肠黏膜脱垂综合征	○	×	×	○	◎
	淀粉样变	○	×	×	○	◎
	乳糜泻	○	×	○	○	◎
	帽状息肉病	×	×	×	◎	○
	溃疡性结肠炎	△	×	×	○	○
	克罗恩病	△	◎	×	×	○
	肠白塞病	◎	×	×	◎	×
	单纯性溃疡	△	×	×	◎	×

◎：非常有用；○：有用；△：有时有用；×：几乎没用。NSAIDs：nonsteroidal anti-inflammatory drugs，非甾体抗炎药。
〔转载自"清水誠治，他．肠炎の诊断プロセス．消内视镜29：12-19, 2017"〕

连同特发性（idiopathic），这 4 个 I（英文单词的首字母 I）的类别是特别重要的。

感染性疾病和药物性疾病多是因病因持续作用而形成病变，前者大多通过针对病原体的治疗可以根治，而后者大多通过停药可以改善。但是，也有像免疫检查点抑制剂（immune checkpoint inhibitor, ICI）相关性肠炎这样仅靠停药炎症不能改善的情况。在许多缺血性结肠炎病例中，即使缺血因素迅速改善，其所致的水肿、糜烂等病变也会持续一段时间。

症状

就诊原因多为症状，代表性的症状是恶心、呕吐、腹痛、腹泻、血便。有症状的情况下大致分为病程 2 ~ 3 周内结束的急性肠炎和持续时间更长的慢性肠炎。日常遇到机会较多的急性肠炎大多是急性肠道感染（大多数是细菌性、病毒性）和缺血性结肠炎。另一方面，慢性肠炎除 IBD 外，还包括肠型白塞病（Behçet's disease）、单纯性溃疡、慢性肠道感染（肠结核、阿米巴痢疾等）、药物性肠炎等。另外，起病方式被分为急性起病和缓慢起病，而突发起病在血管性病变中是特征性的；缺血性结肠炎多依次出现腹痛、腹泻、血便。

炎症性肠病的腹泻多为渗出性腹泻，感染性的是由细胞毒素产生或组织侵入性病原体所引起的，也被称为炎症性腹泻，回肠末端至大肠为主要的病变部位。另一方面，由肠毒素（霍乱杆菌、轮状病毒等）产生所引起的分泌性腹泻和由肠吸收面积减少所导致的腹泻（贾第鞭毛虫、诺如病毒等引起的腹泻）属于非炎症性腹泻，小肠（特别是上部）是主要的病变部位。

血便是由于黏膜的糜烂和溃疡，在不同程度上血管破裂而产生的。血便的代表性疾病有 UC、缺血性结肠炎、感染性肠炎、抗生素相关性出血性结肠炎，多为糜烂出血，出血量较少。在感染性肠炎，致病菌多为弯曲杆菌、肠出血性大肠埃希菌（enterohemorrhagic *Escherichia coli*，EHEC）、痢疾杆菌、阿米巴痢疾等。重

症 UC、肠白塞病、单纯性溃疡、急性出血性直肠溃疡、直肠 Dieulafoy 溃疡等伴有深溃疡和露出粗血管的情况下会引起大量出血。

另一方面，无症状者多为便潜血阳性，并且多可以发现病变，但便潜血阳性病例并不一定是无症状。病变为轻度时，在局限于深部大肠的情况下不容易出现症状，如肠系膜静脉硬化症、胶原性肠炎、阿米巴痢疾、肠螺旋体病、肠结核、轻症 UC 或右侧结肠的 UC 等。

发热是怀疑为器质性疾病的症状。在肠道的炎症本身是发热原因的情况下，除了病原体及其成分从溃疡等进入血流和淋巴流的情况外，还有全身性疾病（家族性地中海热等）所引起的发热。在感染性肠炎病例中，多由组织侵入性的痢疾杆菌、伤寒菌、甲型副伤寒沙门菌、沙门菌、弯曲杆菌、耶尔森菌等引起发热，而由无组织侵入性的肠聚集性大肠杆菌（enteroaggregative *Escherichia coli*，EAEC）、EHEC、艰难梭状芽孢杆菌（*Clostridioides difficile*，*C. difficile*）、诺如病毒等引起高热的情况很罕见。

病史

病史是决定诊断方案的基本信息（**表 2** 的 A ~ C）。在繁忙的临床工作中需要高效地收集信息，但是不能只停留在患者单方面的告知上，更重要的是对可疑的某种疾病针对性地询问病史。另外，伴随的病变不一定和消化道病变同时出现，而且因脏器的不同而信息来源也不同，关节病变和神经系统病变多可以通过症状识别，皮肤病变、眼部病变可以通过查体表现识别，肾病变、肝胆系统病变多通过血液检查等来识别。

1. 感染性疾病

首先来看一看感染性肠病，对于所谓的食物中毒，多可以观察到食品和病原体的对应。但是，EHEC 和诺如病毒的感染力很强，通过交叉感染，各种食品都可以成为感染源。另外，根据病原体的不同，有必要询问病史以反映潜伏期的长短。出国旅游已经很普遍了，过去作

表2 炎症性肠病的相关病史、伴随症状/脏器损伤

A. 关于感染性疾病的相关病史

	感染源/感染状况	肠道感染性疾病的病原体
食品	饭团子、马铃薯沙拉	金黄色葡萄球菌*
	炒饭、抓饭、谷类	蜡状芽孢杆菌（呕吐型、腹泻型）
	炖菜、马铃薯炖肉、加工后放时间过长的肉食、鱼虾蟹类	产气荚膜杆菌
	未经低温杀菌的牛乳、乳制品	沙门氏菌、弯曲杆菌、耶尔森菌、EHEC、李斯特菌、布鲁氏菌、牛结核分枝杆菌、Q热立克次体
	生的或加热不充分的家畜肉、家禽及动物肝脏等内脏	EHEC（牛）、产气荚膜杆菌（牛、家禽）、沙门氏菌（家禽）、弯曲杆菌（家禽）、耶尔森菌（猪）、金黄色葡萄球菌（猪）、肉孢子虫（马）、旋毛虫（猪、野猪）
	水果、非杀菌果汁、蔬菜（绿叶蔬菜、发芽蔬菜等）	EHEC、沙门氏菌、环孢菌、隐孢子虫、诺如病毒
	鸡蛋（加热不充分）	沙门氏菌、痢疾杆菌
	生的鱼虾蟹类	肠炎弧菌、霍乱弧菌、不凝集弧菌、诺如病毒、邻单胞菌、气单胞菌（淡水鱼）、爱德华菌（淡水鱼）、异尖线虫、寄生虫（进口养殖比目鱼）、旋尾线虫X型幼虫（荧光乌贼）、日本海裂头条虫
	蜂蜜	沙门氏菌
水（饮用水、泉水、游泳池水等）		贾第鞭毛虫、隐孢子虫、弯曲杆菌、沙门氏菌、EHEC、邻单胞菌、耶尔森菌、轮状病毒
医院、疗养院		诺如病毒、艰难梭菌、隐孢子虫、贾第鞭毛虫、EHEC、痢疾杆菌
宠物、牧场		弯曲杆菌、耶尔森菌、沙门氏菌
使用抗菌药		艰难梭菌、催克雷伯菌、MRSA
出国旅游		EAEC、ETEC、EIEC、沙门氏菌、痢疾杆菌、弯曲杆菌、贾第鞭毛虫、隐孢子虫、霍乱弧菌、阿米巴痢疾、芽囊原虫、环孢子虫、隐孢子虫、日本血吸虫
器官移植		CMV
高龄者、HIV感染、基础疾病和药物疗法导致的感染宿主		CMV、非结核分枝杆菌、隐孢子虫、沙门氏菌、痢疾杆菌、弯曲杆菌、耶尔森菌、类线虫、环孢子虫、等孢球虫
血色素沉着病		小肠结肠炎耶尔森菌
性行为		阿米巴痢疾、沙眼衣原体、梅毒螺旋体、痢疾杆菌、弯曲杆菌、沙门氏菌、贾第鞭毛虫、隐孢子虫

B. 关于医源性疾病的病史

	医源性	疾病名
药物	NSAIDs	NSAIDs相关性肠炎、NSAIDs栓剂相关性直肠溃疡
	PPI、NSAIDs、噻氯匹定、H₂受体拮抗药、选择性5-HT再摄取抑制药（SSRI）、他汀类、ACE抑制药	胶原性结肠炎
	抗肿瘤药	抗肿瘤药相关性肠炎、中性粒细胞减少性肠炎
	免疫检查点抑制剂（ICI）	ICI相关性结肠炎
	血管紧张素受体II抑制剂	热带口炎性肠病
	中药（山栀子）	肠系膜静脉硬化症
	吗替麦考酚酯、尼可地尔	消化道多发溃疡
	经口避孕药、紫杉烷类抗肿瘤药	缺血性肠炎
放射线照射		放射性肠炎
肠造口术		流转性结肠炎（diversion colitis）
造血干细胞移植		GVHD、移植相关性微血管损伤
放置宫内节育器（IUD）		放线菌病

C. 关于基础疾病的病史

	基础病/发病状况	疾病名
长期卧床（脑血管损伤、恶性肿瘤等）		急性出血性直肠溃疡
严重便秘		宿便性溃疡
大肠憩室		大肠憩室出血、憩室相关性结肠炎、黏膜脱垂综合征（prolapsing mucosal fold）

排便时痛感	直肠和黏膜脱垂综合征
动脉硬化，心律失常，心脏瓣膜病	缺血性肠炎，肠系膜动脉血栓栓塞症
近亲结婚	多发性非特异性小肠溃疡（CEAS）
特定食品引起的症状加重	乳糜泻（小麦），食物过敏
类风湿性关节炎，恶性肿瘤，克罗恩病	AA型淀粉样变性
骨髓瘤，巨球蛋白血症	AL型淀粉样变性

D. 伴随症状/脏器损伤

	脏器发病状况	疾病名
口腔	溃疡，阿弗他溃疡	克罗恩病，白塞病，多发性血管炎性肉芽肿病，药物性，多发性（尼可地尔）疾病
皮肤	紫斑	血管炎综合征
	红斑，圆盘状疹，光过敏症	SLE
	结节性红斑	UC，克罗恩病，白塞病，耶尔森菌肠炎，沙门菌肠炎，细菌性痢疾，弯曲杆菌肠炎
	坏疽性脓皮病，急性发热性嗜中性皮病（Sweet病）	UC
	毛囊炎样皮疹	白塞病
	血栓性静脉炎	SLE
	玫瑰疹	肠伤寒，副伤寒
	脱毛，爪甲异常，皮肤色素沉着	Cronkhite-Canada综合征
	阴部溃疡	白塞病
眼	葡萄膜视网膜炎，虹膜睫状体炎	白塞病
肾	肾损伤，肾衰，肾炎	IgA血管炎，SLE，结节性多动脉炎，显微镜下多发性血管炎，多发性血管炎性肉芽肿病，EHEC感染性疾病，弯曲杆菌肠炎，细菌性痢疾，耶尔森菌肠炎
	溶血性尿毒症综合征	EHEC感染性疾病
肝胆	肝损伤，胆管炎	PSC相关性疾病
肺	肺损伤，肺病变	结核，多发性血管炎性肉芽肿病，显微镜下多发性血管炎，嗜酸性粒细胞性多发性血管炎性肉芽肿病
呼吸道	支气管哮喘，过敏性鼻炎	嗜酸性粒细胞性多发性血管炎性肉芽肿病
胸膜	胸膜炎	结核，SLE
心脏	缺血性心脏病，心外膜炎	结节性多发性动脉炎，多发性血管炎性肉芽肿病，SLE
关节	关节炎，关节痛	IgA血管炎，嗜酸性粒细胞性多发性血管炎性肉芽肿病，SLE，结节性多发性动脉炎，白塞病，UC，克罗恩病，沙门菌肠炎，耶尔森菌肠炎，弯曲杆菌肠炎，细菌性痢疾，Whipple病
脑神经	Guillain-Barre综合征，Fischer综合征	弯曲杆菌肠炎
	脑病损伤	EHEC感染性疾病
	脑血管损伤	结节性多发性血管炎性肉芽肿病，结节性多发性动脉炎
	多发性神经病	嗜酸性粒细胞性多发性血管炎性肉芽肿病
肠道	中毒性巨结肠	UC，克罗恩病，CDI，沙门菌肠炎，缺血性肠炎，细菌性痢疾，耶尔森菌肠炎，弯曲杆菌肠炎，多发性血管炎性肉芽肿病，显微镜下多发性血管炎，CMV肠炎
	肠道穿孔	UC，克罗恩病，缺血性肠炎，结节性多发性动脉炎，肠系膜静脉硬化症，弯曲杆菌肠炎，耶尔森菌肠炎，阿米巴痢疾，药物性结肠炎，CMV肠炎
	肠套叠	IgA血管炎，药物性（青黛），耶尔森菌肠炎，沙门氏菌肠炎，细菌性肠炎，弯曲杆菌肠炎，轮状病毒感染性疾病，诺如病毒感染性疾病，腺病毒感染
肛门	溃疡，痔疮等	克罗恩病，药物性，药物性（尼可地尔）疾病

*: 外毒素型食物中毒。

EHEC: enterohemorrhagic *Escherichia coli*, 出血性大肠埃希菌; MRSA: methicillin-resistant *Staphylococcus aureus*, 甲氧西林耐药金黄色葡萄球菌; EAEC: enteroaggregative *Escherichia coli*, 肠聚集性大肠埃希菌;
ETEC: enterotoxigenic *Escherichia coli*, 肠产毒性大肠埃希菌; EIEC: enteroinvasive *Escherichia coli*, 肠侵袭性大肠埃希菌; CMV: cytomegalovirus, 巨细胞病毒; HIV: human immunodeficiency virus, 人类免疫缺陷病毒;
NSAIDs: nonsteroidal anti-inflammatory drugs, 非甾体抗炎药; PPI: proton pump inhibitor, 质子泵抑制剂; ACE: angiotensin converting enzyme, 血管紧张素转化酶; GVHD: graft-versus-host disease, 移植物抗宿主病;
SLE: systemic lupus erythematosus, 系统性红斑狼疮; UC: ulcerative colitis, 溃疡性结肠炎; PSC: primary sclerosing cholangitis, 原发性硬化性胆管炎; CDI: *C. difficile* infection, 艰难梭菌感染。

为输入性传染病的细菌性痢疾、霍乱、肠伤寒和副伤寒等在日本国内也可以看到感染者。旅游者腹泻几乎都是感染性的，细菌性感染约占八成，寄生虫感染和病毒性感染各占一成。

院内感染/抗菌药相关性感染中最重要的是艰难梭菌感染（C. difficile infection，CDI）。在高龄者以及由人类免疫缺陷病毒（human immunodeficiency virus，HIV）感染、基础疾病和药物疗法所导致的易感染宿主中，机会性感染成为棘手的问题，特别是HIV感染者会并发各种各样的感染性疾病。另外，在UC患者中，巨细胞病毒（cytomegalovirus，CMV）再活化与艰难梭菌一起作为参与重症化、难治化的主要原因。

很难得到有关性行为病史的报告。阿米巴痢疾是通过囊体的经口感染而形成的感染，以前多发生在男同性恋者身上，但最近通过性工作者等的异性间感染在增加。衣原体直肠炎主要是经肛门感染，在直肠梅毒患者中有经肛门直接感染和血行播散所引起的病变。

2. 非感染性疾病

在医源性肠病中与药物相关的最多。对于药物性肠病患者，在使用药物后较早期发病的情况下，比较容易推断因果关系，但非甾体抗炎药（nonsteroidal anti-inflammatory drugs，NSAIDs）、质子泵抑制剂（proton pump inhibitor，PPI）、中药（山栀子）等多在开始服用后经过较长时间才会发病，因此难以推断因果关系。其他医源性肠病的病因有放射线照射、放置宫内节育器（inter uterine device，IUD）、器官移植等。以长期卧床、严重便秘为代表，与排便有关的因素也与病变的形成密切相关，"憋足气用力排便"作为直肠黏膜脱垂综合征的主要诱因很多见，但根据病型的不同也有看不到这种表现的情况。

体格检查表现

生命体征、营养状态以及贫血的有无是诊察的基本项目，而在体格检查中对鉴别诊断特别有用的皮肤、毛发、指甲、口腔、眼睛等处的病变通过视诊识别（**表2**的D）。在腹部查体中，评估有无膨隆、压痛、反跳痛、肿瘤、肠鸣等。如果有反跳痛，就怀疑腹膜炎和合并肠穿孔；在触及包块的疾病中有肠系膜脂膜炎（mesenteric panniculitis，MP）、肠白塞病、单纯性溃疡等，还有各种原因引起的肠套叠。

实验室检查

1. 感染性疾病

作为感染性疾病诊断依据的信息可直接或间接地证明病原体的存在，但由于因病原体的不同而检测方法不同，因此需要在根据病史、症状筛选病原体的基础上选择适当的检测方法（**表3**）。

新鲜腹泻便的涂片镜检取决于检查者的技术，但对弯曲杆菌、肠螺旋体、阿米巴痢疾、贾第鞭毛虫、粪类圆线虫等的检出很有用。细菌培养对不同的细菌需要选择多种培养基，需要3～4天才能判明结果，灵敏度也不是很高。对于不需要特别治疗而短时间内就能好转的轻症病例，没有必要进行大便培养。耶尔森菌需要在低温条件下进行长期培养。另外，即使在检出病原菌的情况下，病理学意义的解释也是一个问题。还有，由于住院3天后发病的腹泻病多为CDI，所以一般不推荐进行便培养检查和寄生虫检查。肠结核仅凭粪便培养中的检出不能诊断，而耶尔森菌在没有腹泻的情况下检出率很低。对于这些疾病，活检组织培养是有用的。便中抗原检查虽然日常被使用，但精度还不够。核酸扩增试验在欧美被用于各种病原体的诊断，但在日本被限定于某些适应证和临床机构。

血液检查包括血清抗体效价、抗原检查、细菌培养等。另外，作为结核的辅助诊断，虽然采用了IFNγ释放试验（interferon γ release assay，IGRA），但灵敏度和特异性均只有80%左右。

即使在通过各种检查法也不能确定病原体

表3 用于炎症性肠病鉴别的临床检查

A. 感染性

标本	方法	对象病原体 / "疾病"
便	涂片镜检	弯曲杆菌，阿米巴痢疾，肠螺旋体，贾第虫，粪类圆线虫，等等
	细菌培养（需氧性、厌氧性）	各种各样的细菌
	抗原检查	诺如病毒，轮状病毒，病原性大肠埃希菌O157，艰难梭菌抗原，CD毒素，维罗细胞毒素
	核酸扩增试验	结核菌，艰难梭菌（CD毒素B基因），沙眼衣原体
血液	降钙素原	"重症细菌感染"
	血清抗体效价	病原性大肠埃希菌O157（LPS抗体），小肠结肠炎耶尔森菌，CMV（IgM、IgG），异尖线虫，粪类圆线虫，日本血吸虫，旋尾线虫X型幼虫，等等；阿米巴痢疾因停止供给试剂一般不能检测
	抗原检查	CMV（C7-HRP、C10、C11）
	核酸扩增试验	CMV
	细菌培养	伤寒沙门菌，甲型副伤寒沙门菌，"其他菌血症/败血症"
	IFN γ 释放试验（IGRA）	结核菌
活检组织	细菌培养	结核菌，耶尔森菌
	组织学诊断	结核菌（抗酸菌染色、肉芽肿），肠螺旋体，阿米巴痢疾，贾第虫，隐孢子虫，CMV（免疫染色、核内包涵体），"软斑病""Whipple病"，非结核性抗酸菌，日本血吸虫，梅毒密螺旋体

B. 感染性以外

标本	方法	对象疾病
血液	末梢血	嗜酸性粒细胞增多：嗜酸性粒细胞性胃肠炎，食物过敏，嗜酸性粒细胞多发性血管炎性肉芽肿病，寄生虫疾病
		中性粒细胞减少：中性粒细胞减少性肠炎
		淋巴细胞减少：SLE
	免疫球蛋白	IgE：嗜酸性粒细胞性胃肠炎，食物过敏
		IgG4：IgG4相关性消化道病变
	自身抗体	MPO-ANCA（p-ANCA）：嗜酸性粒细胞多发性血管炎性肉芽肿病，显微镜下多发性血管炎，多发性血管炎性肉芽肿
		PR3-ANCA（c-ANCA）：多发性血管炎性肉芽肿
		抗核抗体·抗DNA抗体·抗双链DNA抗体·抗Sm抗体：SLE
		抗麦醇溶蛋白抗体·抗组织转谷氨酰胺酶抗体，抗肌内膜抗体：乳糜泻
	染色体检查	8号染色体三体性（trisomy 8）（与骨髓增生异常综合征合并的肠白塞病样消化道病变）
	基因检查	SLCO2AI基因：多发性非特异性小肠溃疡（chronic enteropathy associated with SLCO2AI）
		MEFV基因：家族性地中海热
		其他各种各样的单基因性IBD（XIAP基因缺失，IPEX综合征，IL-10异常性疾病，慢性肉芽肿，Wiskott-Aldrich综合征，A20单倍剂量不足，NEMO综合征，等等）的致病基因
活检组织	组织学诊断	淀粉样变性，淋巴细胞性结肠炎，克罗恩病，溃疡性结肠炎，嗜酸性粒细胞性胃肠炎，缺血性结肠炎，肠系膜静脉硬化症，直肠黏膜脱垂综合征，帽状息肉，GVHD，NSAIDs相关性肠炎，乳糜泻，IgA血管炎，IgG4相关性消化道病变，放射性肠炎，伪膜性结肠炎，等等

CMV：cytomegalovirus，巨细胞病毒；SLE：systemic lupus erythematosus，系统性红斑狼疮；MPO-ANCA：抗中性粒细胞细胞质髓过氧化物酶抗体；PR3-ANCA：抗中性粒细胞细胞质抗体；XIAP：X-linked inhibitor of apoptosis，X-连锁凋亡抑制蛋白；IPEX：immune dysregulation polyendocrinopathy enteropathy X-linked syndrome，X连锁多内分泌腺病肠伴免疫失调；NEMO：nuclear factor-κB essential modulator，核因子-κB必需调节蛋白；GVHD：graft-versus-host disease，移植物抗宿主病；NSAIDs：nonsteroidal anti-inflammatory drugs，非甾体抗炎药。

的情况下，也不能完全否定肠道感染性疾病，有时需要随访观察和诊断性治疗。进行诊断性治疗比较多的疾病有肠结核、CMV 肠炎、阿米巴痢疾等。

2. 非感染性疾病

末梢血的白细胞计数及其分类、免疫球蛋白、自身抗体常被用于全身性疾病的诊断。另外，也有很多疾病的诊断需要染色体异常和基因突变的证明。

影像检查

在炎症性肠病中，症状轻微、病程短的病例没有必要进行影像诊断。另一方面，在腹膜炎、肠穿孔、肠梗阻等急腹症及相应的情况下，则优先采用侵袭性小的体外式检查方法（单纯 X 线检查、超声、CT）。具体来说，有 UC 和 CDI 引起的中毒性巨结肠、缺血性肠炎、阑尾炎、结肠憩室炎等。内镜检查除了在急性而见有血便的情况（缺血性结肠炎、抗生素相关性出血性结肠炎、阿米巴痢疾、弯曲杆菌肠炎、EHEC 感染等）外，多在慢性并见有腹泻和血便时施行。在炎症性肠病中，存在 UC 和克罗恩病等以内镜为主要的影像诊断手段的疾病群。根据疾病的不同，对病变部位、分布方式、病变形态等的表现可以观察到一定的趋势；另一方面，类似的表现在多种疾病中也同样可以看到（**表 4**）。

在进行内镜检查时，并不一定需要观察整个大肠。另外，重度腹泻患者不需要肠道准备，在推测从直肠到降结肠有病变的情况下，只进行甘油灌肠准备就完全可以了。对于 UC、CDI、阿米巴痢疾，有时也不进行肠道准备而进行检查，更容易观察到特征性的表现。在内镜诊断中，特别是与 IBD 的鉴别成为问题的是弯曲杆菌肠炎、阿米巴痢疾、耶尔森菌肠炎、肠结核等感染性肠炎。近年来，在 IBD 的治疗取得长足进步的情况下，使用免疫抑制性药物的机会在增加。因此，有必要正确诊断 IBD，特别是要绝对避免将肠道感染性疾病误诊为

IBD。在内镜检查的同时进行活检组织诊断，在诊断上具有重要地位。

诊断上的偏差

由直观推断法而产生的判断错误被称为认知偏差，其中代表性（representativeness）偏差、可得性（availability）偏差、锚定与调整偏差（anchoring and adjustment bias）尤为重要。

作为代表性偏差的例子，弥漫性炎症这一术语虽然与 UC 密切相关，但是无法完全区分各种各样的疾病模式。具体来说，存在有将弯曲杆菌肠炎、衣原体直肠炎、阿米巴痢疾误诊为 UC 的案例。另外，由于纵行溃疡这一术语与克罗恩病和缺血性结肠炎密切相关，因此有时由于诊断者将病变判断为纵行而导致误诊。如上所述，代表性偏差多由语言作为媒介，多是起因于在使用自然语言的形态表现上缺乏词汇。

可得性偏差也被称为可想起性偏差。在一种疾病可见各种各样的表现型的情况下，很难从发生率低的表现型联想到这种疾病。具体来说，例如在 CDI 病例中可以发现弥漫性炎症和不连续性溃疡（discrete ulcer）的情况，或者在肠结核病例中见有特征性影像表现，只在回盲部溃疡病例中见有多发溃疡的情况等。另外，也包括在检查的区域以外存在重大病变的情况在内。

锚定与调整偏差以因假阴性的检查结果而导致错误判断的情况为代表，尤其容易作为肠道感染性疾病误诊的原因起作用。具体来说，包括怀疑阿米巴痢疾，即使进行活检也不能证明病原体的存在，以此为依据诊断为 UC 或克罗恩病的情况，以及以 IGRA 阴性为依据否定肠结核的情况等，存在对检查过于相信的情况。

另外，因果关系的推断往往是基于时间上的接近性来进行的，但在某种因素之后出现病变表现的情况下，将先前的因素误判为原因了，这即人们所知的事后归因（post hoc）谬误。如果能预先意识到这种偏差的存在，就有可能使

表4 主要炎症性肠病的病变部位、分布方式、病变形态

A. 病变部位

直肠	UC，急性出血性直肠溃疡，直肠Dieulafoy溃疡，宿便性溃疡，NSAIDs栓剂相关性直肠溃疡，直肠黏膜脱垂综合征，阿米巴痢疾，CDI，阿弗他溃疡样结肠炎，放射性结肠炎，缺血性直肠炎，帽状息肉，衣原体直肠炎，直肠梅毒，巨细胞病毒肠炎
降结肠	缺血性结肠炎，肠系膜脂肪组织炎症，结肠憩室炎
横结肠	抗生素相关性出血性结肠炎
升结肠	克罗恩病，肠结核，结肠憩室炎，NSAIDs相关性肠炎，肠系膜静脉硬化症，EHEC感染，沙门菌肠炎
回盲部	克罗恩病，肠结核，单纯性溃疡，肠白塞病，NSAIDs相关性肠炎，耶尔森菌肠炎，阿米巴痢疾，肠伤寒，副伤寒，弯曲杆菌肠炎，巨细胞病毒肠炎
小肠	克罗恩病，NSAIDs相关性肠炎，肠结核，多发性非特异性小肠溃疡，嗜酸性粒细胞性胃肠炎，IgA血管炎，SLE，肠炎弧菌感染，诺如病毒感染，旋尾线虫X型幼虫移行病，异尖线虫病，放射性肠炎，淀粉样变性，乳糜泻，热带口炎性肠病，Whipple病

B. 分布方式

连续性	UC，嗜酸性粒细胞性胃肠炎，淀粉样变性，弯曲杆菌肠炎，抗肿瘤药相关性肠炎，GVHD，空置性结肠炎
区域性	抗生素相关性出血性结肠炎，缺血性结肠炎，缺血性小肠炎，EHEC感染，肠系膜脂肪组织炎症，放射性肠炎，UC，梗阻性结肠炎，抗肿瘤药相关性肠炎
局限性/单发性	结肠憩室炎，直肠黏膜脱垂综合征，单纯性溃疡，肠白塞病，急性出血性直肠溃疡，直肠Dieulafoy溃疡，宿便性溃疡
多发性、非连续性	克罗恩病，肠结核，多发性非特异性小肠溃疡，肠白塞病，CDI，帽状息肉，阿弗他溃疡样结肠炎，急性出血性直肠溃疡，UC，肠感染性疾病

C. 病变形态

几乎正常	帽状息肉，淋巴细胞性结肠炎，贾第虫病，肠螺旋体病，CDI，淀粉样变性
阿弗他溃疡	阿弗他溃疡样结肠炎，克罗恩病，肠白塞病，CDI，UC，耶尔森菌肠炎，肠结核，阿米巴痢疾，NSAIDs相关性肠炎，粪类圆线虫病
发红	UC，抗生素相关性出血性结肠炎，缺血性结肠炎，IgA血管炎，嗜酸性粒细胞性胃肠炎，直肠黏膜脱垂综合征（平坦型），放射性肠炎，弯曲杆菌肠炎，肠螺旋体病，GVHD
颜色异常	肠系膜静脉硬化症，粪类圆线虫病，Whipple病
水肿	缺血性结肠炎，肠系膜静脉硬化症，沙门菌肠炎，嗜酸性粒细胞性胃肠炎，SLE，结肠憩室炎，异尖线虫病，旋尾线虫X型幼虫移行病，肠螺旋体病，GVHD，Cronkhite-Canada综合征
弥漫性炎症	UC，弯曲杆菌肠炎，嗜酸性粒细胞性胃肠炎，抗生素相关性出血性结肠炎，EHEC感染，AA型淀粉样变性，缺血性结肠炎，空置性结肠炎，Whipple病，乳糜泻，热带口炎性肠病，GVHD，ICI相关性肠炎
纵行溃疡、糜烂	克罗恩病，缺血性结肠炎，缺血性小肠炎，梗阻性结肠炎，UC，帽状息肉，空置性结肠炎，CMV肠炎
环状溃疡、糜烂	肠结核，NSAIDs相关性肠炎，缺血性结肠炎，急性出血性直肠溃疡，CMV肠炎，多发性非特异性小肠溃疡
圆形溃疡	单纯性溃疡，肠白塞病，NSAIDs相关性肠炎，CMV肠炎，肠伤寒，副伤寒，SLE，梗阻性结肠炎，宿便性溃疡，结肠憩室炎，放射性肠炎，肠系膜静脉硬化症
不规则形溃疡	克罗恩病，直肠黏膜脱垂综合征（溃疡型），单纯性溃疡，肠白塞病，NSAIDs相关性肠炎，CMV肠炎，肠系膜静脉硬化症，多发性非特异性小肠溃疡，宿便性溃疡，肠结核，阿米巴痢疾，弯曲杆菌肠炎，结肠憩室炎，血管炎综合征，SLE
伪膜	CDI，缺血性结肠炎，UC，CMV肠炎，帽状息肉，阿米巴痢疾，胶原性结肠炎（collagenous colitis），细菌性痢疾，粪类圆线虫病
铺路石征	克罗恩病，UC，肠结核，缺血性结肠炎，结肠憩室炎，耶尔森菌肠炎，衣原体直肠炎
隆起	直肠黏膜脱垂综合征（隆起型），UC，克罗恩病，阿米巴痢疾，伴于憩室症的黏膜脱垂，帽状息肉，AL型淀粉样变性，深部囊性结肠炎，Cronkhite-Canada综合征，软斑病
狭窄	克罗恩病，肠结核，缺血性结肠炎，缺血性小肠炎，NSAIDs相关性肠炎，放射性肠炎，肠系膜脂肪组织炎症，肠系膜静脉硬化症，UC，单纯性溃疡，结肠憩室炎，放线菌病

UC: ulcerative colitis, 溃疡性结肠炎；NSAIDs: nonsteroidal anti-inflammatory drugs, 非甾体抗炎药；CDI: *C. difficile* infection, 艰难梭菌感染；EHEC: enterohemorrhagic *Escherichia coli*, 肠出血性大肠埃希菌；GVHD: graft-versus-host disease, 移植物抗宿主病；SLE: systemic lupus erythematosus, 系统性红斑狼疮；ICI: immune checkpoint inhibitor, 免疫检查点抑制剂；CMV: cytomegalovirus, 巨细胞病毒。

〔转载自"清水诚治，他. 炎症性肠病の鑑別診断. Gastroenterol Endosc 56：3-14, 2014"，有改变〕

误诊减少。

结语

本文虽然不能囊括炎症性肠病诊断的详细内容，但是对诊断上的基本思路进行了阐述。

参考文献

[1]清水誠治，高島英隆，眞嶜武，他．まれな大腸非腫瘍性疾患のX線・内視鏡診断．胃と腸 52: 777–789, 2017.

[2]清水誠治，富岡秀夫，高島英隆，他．腸炎の診断プロセス．消内視鏡 29: 12–19, 2017.

[3]清水誠治．腸疾患診断について考える―診断とは分類を追試し，再構築していく能動的プロセス．医界新聞 275: 4, 2007.

[4]清水誠治，富岡秀夫，小木曽聖，他．Indeterminate colitisとinflammatory bowel disease unclassified．消内視鏡 32: 276–281, 2020.

[5]清水誠治，富岡秀夫，石田英和，他．診断困難な炎症性腸疾患の特徴．胃と腸 50: 867–876, 2015.

[6]Shane AL, Mody RK, Crump JA, et al. 2017 Infectious Diseases Society of America Clinical Practice Guidelines for the Diagnosis and Management of Infectious Diarrhea. Clin Infect Dis 65: e45–80, 2017.

[7]清水誠治．薬剤関連消化管病変の現状．胃と腸 55: 879–882, 2020.

[8]竹内一朗，新井勝大．Inborn errors of immunityに起因する消化管病変の臨床的特徴．胃と腸 54: 1692–1701, 2019.

[9]清水誠治，横溝千尋，石田哲士，他．炎症性腸疾患の鑑別診断．Gastroenterol Endosc 56: 3–14, 2014.

[10]清水誠治，小木曽聖，富岡秀夫，他．潰瘍性大腸炎，クローン病，過敏性腸症候群と鑑別を要する疾患―腸管感染症を中心に．日本大腸肛門病会誌 71: 494–505, 2018.

[11]清水誠治，小木曽聖，富岡秀夫．腸炎における生検のコツ．消内視鏡 31: 233–239, 2019.

Summary

Differential Diagnoses of Inflammatory Intestinal Diseases—Clinical Approaches

Seiji Shimizu[1], Kyohei Ikeda,
Hiroshi Ishiba, Kiyoshi Ogiso,
Hirokazu Uejima, Chihiro Yokomizo,
Hideo Tomioka

The diagnosis of inflammatory intestinal diseases requires a systematic evaluation of symptoms, physical findings, laboratory examination results, and imaging findings. Because there exist conclusive findings for the diagnosis of each disorder, knowledge on various disorders and their variations is necessary. Such knowledge is needed to effectively narrow down the possibilities and make an accurate diagnosis with minimal procedures. However, the risk of potential biases should also be recognized. There have been increasing numbers of cases of idiopathic inflammatory bowel diseases for which curative treatments could not be realized. Avoiding misdiagnosis remains of importance for these disorders.

[1]Division of Gastroenterology and Hepatology, Osaka General Hospital of West Japan Railway Company, Osaka, Japan.

炎症性肠病的鉴别诊断

——病理学方面的探索

味冈 洋一[1]

摘要 ● 炎症性肠病以有无溃疡及其形态为主要表现被分为6种类型：①纵行溃疡型；②环状溃疡型；③圆形/卵圆形溃疡型；④炎性息肉型；⑤水肿、发红、出血、糜烂型；⑥肿瘤样隆起型。以此确定需鉴别的疾病。另外，通过结合溃疡边缘性状等次要表现，可以缩小鉴别疾病的范围。炎症性肠病活检诊断的作用在于确认临床影像诊断的一致性。为此，有必要按照①炎症时相的判定、②黏膜损伤的原因推断、③特异性组织表现的检查这3个过程分析组织病理学表现。对于已形成溃疡的病变，必须从溃疡边缘（黏膜损伤的原因推测）、周围黏膜（发生炎症范围的判定）以及溃疡底部（病原菌和肉芽肿等的检出）取材进行活检。

关键词　炎症性肠病　肉眼诊断　肉眼分型　活检诊断　活检部位

[1] 新潟大学大学院医歯学総合研究科分子·诊断病理学分野　〒951-8510 新潟市中央区旭町通 1 番町 757　E-mail：ajioka@med.niigata-u.ac.jp

前言

　　炎症性肠病一般多指溃疡性结肠炎和克罗恩病（Crohn's disease）。但是，在实际临床中，作为广义的炎症性肠病可以遇到药物或放射线等引起的化学性/物理性损伤、微生物所引起的感染性变化、缺血性结肠炎为代表的循环系统损伤、淀粉样变性之类的沉着症等多种多样的疾病，需要进行鉴别诊断。

　　这样的广义的炎症性肠病（包括溃疡性结肠炎和克罗恩病在内）的诊断是通过临床信息（炎症症状、临床经过、检查表现、影像表现、药物服用史等）和活检诊断进行综合评判的，构成诊断的基础是临床诊断，特别是临床影像诊断。由于炎症性肠病具有空间上的扩展和随时间变化的多面性，所以在定位到点的活检组织中对其诊断有局限性。能够俯瞰整个病变的临床影像表现对炎症性肠病的诊断具有重要意义。毫不夸张地说，是否能够通过临床影像（特别是内镜影像）将某种鉴别疾病置于头脑中，关系到炎症性肠病诊断的全部。活检诊断主要是确认与临床影像诊断的一致性，以及检查若不是组织就无法确认的疾病特异性表现。

　　本文将介绍如何鉴别呈多种表现形态的炎症性肠病、基本的肉眼诊断的概要以及开展活检诊断的方法。

炎症性肠病的肉眼诊断

　　炎症性肠病大多以黏膜的水肿、发红、糜烂为初期病变表现，随着黏膜或黏膜下层炎症的进展而形成各种形态的溃疡。在炎症性肠病的肉眼诊断中，通过以溃疡的有无及其形态为

肉眼分型			鉴别疾病
①纵行溃疡型	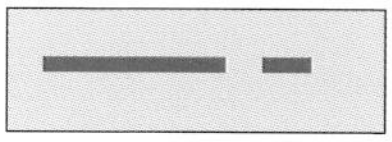	小肠	克罗恩病，缺血性肠炎，白塞病（单纯性溃疡）
	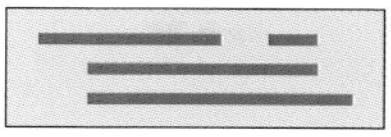	大肠	缺血性肠炎，梗阻性结肠炎，克罗恩病，溃疡性结肠炎，抗生素相关性出血性结肠炎，PPI相关胶原性结肠炎
②环状溃疡型	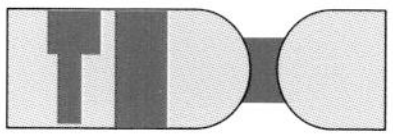		结核，缺血性肠炎，梗阻性结肠炎，多发性非特异性小肠溃疡（CEAS），NSAIDs肠炎，阿米巴痢疾，放射性肠炎，克罗恩病，急性出血性直肠溃疡
③圆形/卵圆形溃疡型	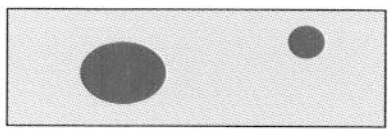		白塞病（单纯性溃疡），结核，缺血性肠炎，梗阻性结肠炎，克罗恩病，耶尔森菌肠炎，肠伤寒，阿米巴痢疾，CMV肠炎，真菌病，MPS溃疡型，憩室炎，宿便性溃疡，NSAIDs肠炎，淀粉样变性，消化性溃疡
④炎性息肉型	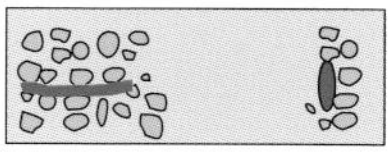		克罗恩病，溃疡性结肠炎，结核，白塞病（单纯性溃疡），缺血性肠炎，梗阻性结肠炎，感染性肠炎
⑤水肿、发红、出血、糜烂型	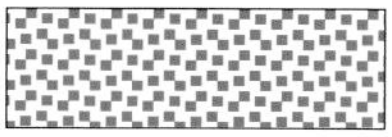		溃疡性结肠炎，感染性肠炎，缺血性肠炎，各种疾病的抗生素相关性出血性肠炎，淀粉样变性，其他初期征象
⑥肿瘤样隆起型	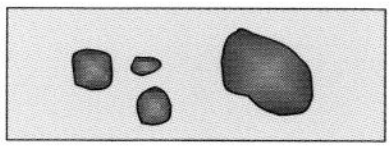		MPS隆起型，帽状息肉，子宫内膜异位症，Cronkhite-Canada综合征，软斑病，憩室炎
回盲瓣破坏	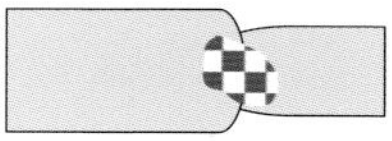		白塞病（单纯性溃疡），结核，克罗恩病

图1 炎症性肠病的肉眼诊断

一，■，●：溃疡。

〔根据"渡辺英伸，他．炎症性腸疾患の病理学的鑑別診断—大腸病変を中心に．胃と腸 25：659-682，1990；渡辺英伸．消化管疾患の肉眼病理—小腸・大腸．「胃と腸」編集委員会（編）．胃と腸ハンドブック．医学書院，pp 54-67，1992"制成〕

主要表现，并结合几种次要表现，可以缩小鉴别疾病的范围。

1. 主要表现（图1）

病变的肉眼表现（内镜像）分为6型：①纵行溃疡型；②环状溃疡型；③圆形/卵圆形溃疡型；④炎性息肉型；⑤水肿、发红、出血、糜烂型；⑥肿瘤样隆起型。当肉眼分型被确定后，应鉴别的疾病就被限定了。在病变同时存在多种形态溃疡的情况下，优先考虑更靠前的肉眼分型（①纵行溃疡型＞②环状溃疡型＞③圆形/卵圆形溃疡型）。溃疡有开放性溃疡和治愈性溃疡两种，治愈性溃疡也根据其形态分为①～③中的一种。虽然与肉眼分型不同，但有无回盲瓣破坏对疾病的鉴别也是有用的。破坏回盲瓣的病变基本局限于白塞病（单纯性溃疡）、结核和克罗恩病。

2. 次要表现

在主要表现为①～④的疾病，根据（Ⅰ）溃疡和肠系膜之间的位置关系（小肠）、（Ⅱ）溃疡的好发部位、（Ⅲ）溃疡的形态、（Ⅳ）伴随溃疡的形态、（Ⅴ）溃疡边缘黏膜的性状（颜色和表面性状）、（Ⅵ）周围黏膜性状（④的情况）可以缩小鉴别疾病的范围。在①～③的溃疡形成病变中，溃疡边缘黏膜的性状尤为重要。在溃疡边缘黏膜上，多可以提示黏膜损伤的成因以及是一过性炎症还是持续性/复发性炎症，例如：发红黏膜提示感染和血管系统循环障碍，黄白色、水肿状黏膜提示克罗恩病（淋巴管系统的循环障碍为背景），（小）颗粒状黏膜和炎性息肉的多发提示再生型黏膜，

	疾病名	溃疡的位置	溃疡边缘黏膜	
			颜色	表面性状
小肠	克罗恩病	肠系膜上	黄白色	水肿状、平滑
	白塞病 （单纯性溃疡）	肠系膜对侧	黄白色	水肿状、平滑
	缺血性小肠炎	肠系膜对侧	发红、点状出血	水肿状、平滑＞细颗粒状
大肠	克罗恩病	结肠带上	黄白色	水肿状、平滑
	缺血性结肠炎 梗阻性结肠炎	结肠带上	发红、点状出血	水肿状、平滑＞细颗粒状
	溃疡性结肠炎	结肠带上	弥漫性～不均一发红	不规则颗粒状

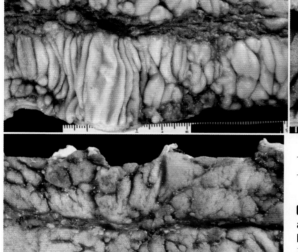
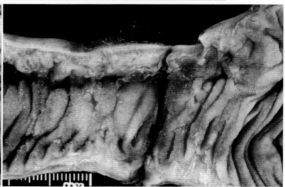
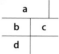

图2 纵行溃疡型
a 鉴别疾病和肉眼特征。
b 克罗恩病（回肠）。溃疡边缘黏膜为黄白色、水肿状、平滑。
c 缺血性小肠炎（回肠）。溃疡边缘黏膜发红，呈细颗粒状。
d 溃疡性结肠炎。溃疡边缘黏膜不均一发红，呈不规则颗粒状。炎性息肉多发。

黄色萎缩性黏膜提示广泛瘢痕的存在。下面针对①～⑤概述鉴别疾病和鉴别要点。

3. 纵行溃疡型（图2）

纵行溃疡型（**图2**）的鉴别疾病最少，仅限于克罗恩病、缺血性结肠炎、梗阻性结肠炎、溃疡性结肠炎、白塞病（单纯性溃疡）。对于小肠的纵行溃疡，克罗恩病是在肠系膜上形成，除此之外是在肠系膜对侧形成，据此可以进行鉴别。大肠的纵行溃疡绝大部分是沿着结肠带形成，但溃疡边缘黏膜在克罗恩病患者中多为黄白色、水肿状、平滑，在缺血性结肠炎（及小肠炎）患者中多为发红、点状出血、水肿状、平滑～小颗粒状，在溃疡性结肠炎患者中多为弥漫性～不均一性发红、不规则颗粒状，炎性息肉大多是多发。

4. 环状溃疡型（图3）

发生于回盲部的环状溃疡的病因多为结核，好发于大肠的是难治性的缺血性结肠炎和梗阻性结肠炎。发生于回肠的环状溃疡型病变中，除了结核以外，还有多发性非特异性

疾病名	好发部位	溃疡形态	伴随溃疡	溃疡边缘黏膜	
				颜色	表面性状
结核	回盲部 回肠	边界清晰 凹陷	圆形～卵圆形溃疡	黄白色	正常～萎缩瘢痕 黏膜
缺血性结肠炎 梗阻性结肠炎	降结肠	在边缘呈纵行 趋势	纵行溃疡	发红、点状出 血	水肿状、平滑 ＞细颗粒状
多发性非特异性小 肠溃疡（CEAS）	回肠	浅，在肠系膜对 侧扩展	亚环状、卵圆形溃疡	正常	正常
NSAIDs相关性肠炎	回肠	线状隆起	圆形～卵圆形溃疡	发红、点状出血	正常～颗粒状
阿米巴痢疾	盲肠～升结肠 直肠	边界清晰 凹陷	圆形～卵圆形溃疡	发红	点状、斑状糜烂
放射性肠炎	回肠 乙状结肠，直肠	大面积，带状	圆形～卵圆形溃疡	褐色	萎缩瘢痕黏膜
克罗恩病	回肠	在肠系膜侧扩展	纵行溃疡	黄白色	水肿状、平滑

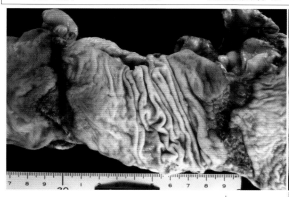

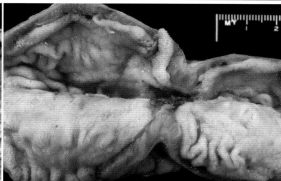

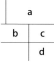

	a	
b		c
	d	

图3 环状溃疡型
a 鉴别疾病和肉眼特征。
b 活动期肠结核（升结肠）。溃疡边缘黏膜呈黄白色。
c 治愈期肠结核（回肠）。呈重度狭窄。溃疡边缘及周围为萎缩瘢痕黏膜。
d 梗阻性结肠炎（乙状结肠）。溃疡边缘黏膜发红。环状溃疡边缘有2条纵行溃疡（黄色箭头所指）。

小肠溃疡（chronic enteropathy associated with *SLCO2A1*，CEAS）和非甾体抗炎药（nonsteroidal anti-inflammatory drugs，NSAIDs）相关性肠炎。对于结核和缺血性结肠炎之间的鉴别，溃疡的形态和溃疡边缘黏膜的性状很重要。在结核患者中，溃疡为开放性时边缘黏膜的颜色为黄白色，治愈性时表面性状为萎缩瘢痕黏膜，并伴有严重的狭窄。另一方面，在缺血性结肠炎患者中则表现为反应血管系统循环障碍的发红。另外，在缺血性结肠炎患者中环状狭窄边缘存在纵行溃疡。

5. 圆形/卵圆形溃疡型（图4）

圆形／卵圆形溃疡型多好发于回盲部或回肠末端。需要鉴别的疾病有白塞病（单纯性溃

疾病名	好发部位	溃疡的位置	溃疡形态	溃疡边缘黏膜	
				颜色	表面性状
白塞病（单纯性溃疡）	回盲部 回肠	肠系膜对侧（60%~70%）	边界清晰 凹陷	黄白色	水肿状、平滑
结核	回盲部 回肠	肠系膜对侧	边界清晰 凹陷	黄白色~发红	正常，肥厚~萎缩 瘢痕黏膜
缺血性肠炎	降结肠 回肠	结肠带上 肠系膜对侧	边界清晰	发红	水肿状、平滑 >细颗粒状
克罗恩病	回肠 结肠	肠系膜上	边界清晰	黄白色	水肿状、平滑
耶尔森菌肠炎	回盲部 回肠末端	Peyer斑	边界清晰	黄白色~发红	水肿状、平滑
肠伤寒	回盲部 回肠末端	Peyer斑	边界清晰 凹陷	黄白色~发红	水肿状、平滑
MPS溃疡型	直肠下段	前壁，后壁	边界清晰	黄白色	增厚
憩室病	降结肠 回肠	结肠带附近	边界清晰	正常	正常
宿便性溃疡	乙状结肠	—	边界清晰	正常~发红	正常

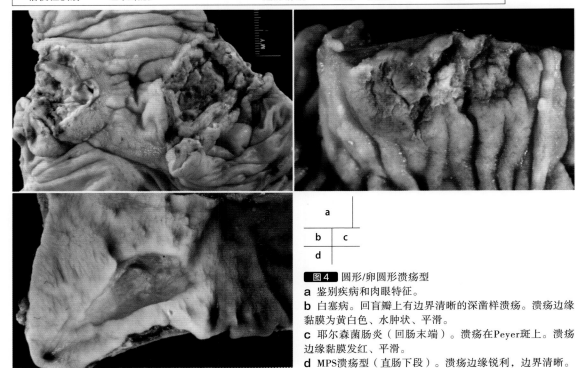

图4 圆形/卵圆形溃疡型
a 鉴别疾病和肉眼特征。
b 白塞病。回盲瓣上有边界清晰的深凿样溃疡。溃疡边缘黏膜为黄白色、水肿状、平滑。
c 耶尔森菌肠炎（回肠末端）。溃疡在Peyer斑上。溃疡边缘黏膜发红、平滑。
d MPS溃疡型（直肠下段）。溃疡边缘锐利，边界清晰。溃疡边缘黏膜增厚。

疡）、结核、耶尔森菌肠炎，前两者的溃疡位置、溃疡形态、周围黏膜性状类似，但在结核患者的溃疡周围多见有萎缩瘢痕黏膜。另外，后述的回盲瓣的破坏状态在前两者中大不相同。耶

尔森菌肠炎的特征是发生于Peyer斑（Peyer's patch）上，在回盲瓣附近多伴有淋巴滤泡增生。发生于大肠的圆形溃疡型病变仅限于缺血性结肠炎、直肠黏膜脱垂综合征（mucosal prolapse

疾病名	好发部位	伴随溃疡	周围黏膜	
			颜色	表面性状
溃疡性结肠炎	结肠（直肠罕见）	纵行溃疡	发红	颗粒状 黏膜皱襞消失
克罗恩病	回肠 结肠	纵行溃疡	黄白色	水肿状、平滑
结核	回肠 结肠	环状溃疡	黄白色	萎缩瘢痕黏膜
白塞病（单纯性溃疡）	回盲部 回肠	圆形～卵圆形溃疡	黄白色	水肿状、平滑
感染性肠炎	回肠 结肠	圆形～卵圆形溃疡 不规则形溃疡	发红～黄白色	水肿状、平滑
缺血性结肠炎 梗阻性结肠炎	降结肠	纵行溃疡	发红	水肿状、平滑 ＞细颗粒状

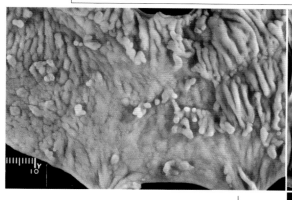
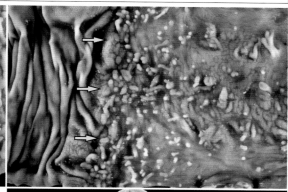
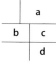

a

b　c

d

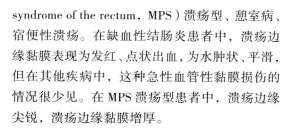

图5 炎性息肉型
a 鉴别疾病和肉眼特征。
b 溃疡性结肠炎（乙状结肠）周围黏膜轻度发红，呈细颗粒状。
c 肠结核（升结肠）。黄色箭头所指部分有环状溃疡瘢痕，口侧的萎缩瘢痕黏膜多发炎性息肉。
d 感染性肠炎（回肠）。周围黏膜为黄白色、水肿状、平滑。

syndrome of the rectum，MPS）溃疡型、憩室病、宿便性溃疡。在缺血性结肠炎患者中，溃疡边缘黏膜表现为发红、点状出血，为水肿状、平滑，但在其他疾病中，这种急性血管性黏膜损伤的情况很少见。在MPS溃疡型患者中，溃疡边缘尖锐，溃疡边缘黏膜增厚。

6. 炎性息肉型（图5）

炎性息肉是糜烂和小溃疡的愈合黏膜，多发于开放性溃疡周围或溃疡瘢痕区域（炎性息肉）。因此，可以根据伴随溃疡（包括溃疡瘢痕）被分类为哪种类型来进行大致的鉴别。另外，在溃疡性结肠炎患者中，弥漫性的再生性变化反映到周围黏膜上，多呈（细）颗粒状和

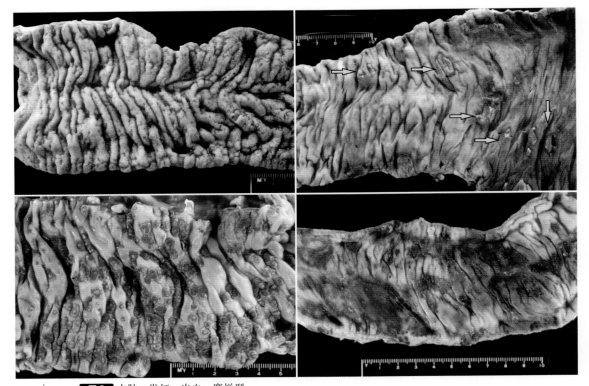

a	b
c	d

图6 水肿、发红、出血、糜烂型
a 溃疡性结肠炎（直肠）。弥漫性发红，粗糙～海绵状黏膜。
b 感染性肠炎（升结肠）。由发红、水肿状黏膜组成，并散见糜烂（黄色箭头所指），但其间也存在黄白色黏膜。
c 伪膜性肠炎（降结肠）。上面附着有很多伪膜。之间的黏膜为黄白色、水肿状。
d 淀粉样变性（回肠）。在正常黏膜的联系下，散在有发红、出血区域。

黏膜皱襞消失的表现。在缺血性结肠炎患者中则黏膜是发红的。结核患者的炎性息肉发生在萎缩的瘢痕黏膜上。还有，偶尔在感染性肠炎患者中也会多发炎性息肉，但与溃疡性结肠炎、克罗恩病、结核患者的炎性息肉不同，病变为发红、小结节状，周围黏膜为水肿状、平滑，不存在萎缩瘢痕黏膜。

7. 水肿、发红、出血、糜烂型（图6）

在该类型中，除了炎症局限于黏膜而很少发展到溃疡形成阶段的多种疾病外，还包括溃疡性结肠炎和克罗恩病等反复发作、缓解的疾病的初期病变。

在可见黏膜的水肿、发红、出血、糜烂呈弥漫性的情况下，应考虑是溃疡性结肠炎或感染性肠炎。在溃疡性结肠炎患者中黏膜的变化是连续

性的，黏膜呈海绵状。在感染性肠炎患者中，发红、出血、糜烂的黏膜间多有黄白色相间的黏膜存在。缺血性肠炎反映血管系统循环障碍，发红、出血、糜烂呈弥漫性出现，而在淀粉样变性和血管炎患者中引起循环障碍，这些表现呈散在性出现。另外，阿弗他溃疡样病变的多发很可能是克罗恩病和溃疡性结肠炎的初期病变表现。

8. 回盲瓣破坏（图7）

当发现回盲瓣破坏和变形时，鉴别疾病基本局限于白塞病（单纯性溃疡）、克罗恩病和结核。这3种疾病的回盲瓣破坏表现各有特征。在白塞病（单纯性溃疡）患者中，由于多发的深凿样溃疡，回盲瓣呈多结节性、肿瘤样，有时也被误认为是恶性淋巴瘤。在克罗恩病患者中，虽然有时也呈同样的回盲瓣破坏表现，但

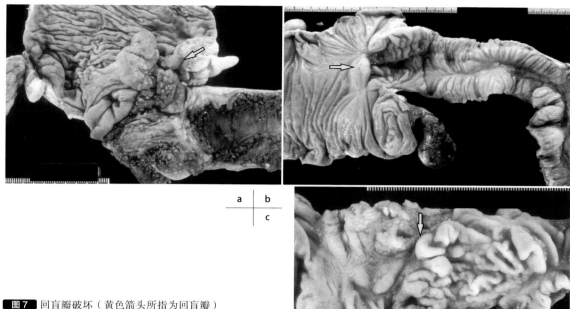

图7 回盲瓣破坏（黄色箭头所指为回盲瓣）
a 白塞病。回盲瓣呈多结节性、肿瘤样。
b 克罗恩病。回盲瓣被溃疡瘢痕所牵拉，但没有大的变形。
c 肠结核。回盲瓣呈萎缩性，肉眼辨识困难。

多使回盲瓣像断裂一样形成纵行溃疡，而在回盲瓣的形态上不引起大的变化。在结核患者中，回盲瓣呈萎缩性，在内镜下往往不能辨识。

炎症性肠病的活检诊断

炎症性肠病的疾病特异性或疾病特征性（在某种疾病高概率可见）的绝大部分表现几乎都是出现于炎症活动期，在治愈期（缓解期）只呈现出非特异性的炎症既往表现。另外，即使是处于炎症活动期，如果活检部位不合适，也不能获得特异性或特征性的表现。也就是说，对于炎症性肠病，活检诊断的作用极其有限，仅凭作为点的活检组织很难做出炎症性肠病的确定诊断，同时也应该避免这样做。炎症性肠病诊断的根本是通过临床影像表现的诊断，而活检诊断的作用在于：①炎症时相的判定；②黏膜损伤的原因推断；③特异性组织表现的检查。通过这3个过程，确认与临床影像诊断之间的一致性。在无一致性的情况下，向临床医生传达下面几方面信息很重要：被推断为什么样的疾病；为了确定诊断需要从哪个部位进行活检；需要什么样的追加临床信息；等等。这种临床医生和病理医生之间的信息交换，关系到炎症性肠病的确切诊断。

1. 炎症时相（隐窝的表现）的判定

1）是炎症初发黏膜，还是炎症既往黏膜

在炎症初发黏膜上，保持着正常大肠的隐窝表现。另一方面，在过去存在糜烂、溃疡、隐窝破坏等的炎症既往黏膜，作为再生上皮的表现，可以观察到隐窝的蛇行、分叉等结构不规则和密度的疏密。在慢性炎症长期持续的情况下，会出现黏膜肌层增厚、隐窝底部与黏膜肌层之间的背离、幽门腺化生和潘氏细胞（Paneth cells，PCs）化生等。幽门腺化生多见于小肠，很少见于大肠。

2）炎症是活动性还是非活动性

作为由活动性炎症引起的黏膜损伤的表现，除了糜烂、溃疡形成外，还有隐窝的萎缩·变

性·消失、杯状细胞的黏液减少、细胞凋亡、隐窝炎、隐窝脓肿等。这其中，隐窝杯状细胞黏液的减少是不论疾病的种类在黏膜损伤时都出现的表现，同时由于是从轻微的黏膜损伤就开始出现的，所以在判定炎症是活动性还是非活动性时是首先要关注的表现。

根据上述1）和2），病变的炎症时相被分为下面的4种：①既无炎症既往史也无黏膜损伤的情况下为"正常"；②炎症初发，有活动性黏膜损伤的情况下为初期（initial）活动性结肠炎（小肠炎）；③有炎症既往史的非活动性黏膜损伤为治愈或缓解的结肠炎（小肠炎）；④有炎症既往史的活动性黏膜损伤是复发的（recurrent）活动性结肠炎（小肠炎）。在这些时相中，③缺乏原因疾病所导致的组织学特征；②和④虽然在下面的过程中可以查找黏膜损伤的原因，但是④是反复发作、缓解的疾病，符合的是溃疡性结肠炎、克罗恩病、白塞病、难治性缺血性肠炎等有限的疾病。

2. 黏膜损伤的原因推断（间质的表现）
1）炎症细胞浸润的异常

在炎症细胞浸润与正常相比有明显增加时，应观察其分布和种类。在可以观察到浆细胞和淋巴细胞等慢性炎症细胞呈黏膜全层性浸润的情况下，很有可能是溃疡性结肠炎。观察是否为黏膜全层性炎的关键是看在隐窝底部是否有浆细胞浸润。在炎症细胞浸润以黏膜中层～表层为主的情况下，很有可能是感染性肠炎和非特异性炎症。在中性粒细胞浸润严重的情况下，则怀疑是感染性肠炎。以黏膜中层～深层为主的重度炎症细胞浸润是怀疑溃疡性结肠炎和克罗恩病的表现。

2）循环系统障碍

循环系统障碍包括血管系统障碍和淋巴管系统障碍。间质伴有嗜酸性渗出物的水肿、出血／淤血是血管系统障碍的表现，考虑为缺血性变化。另一方面，没有出血／淤血、嗜酸性渗出物，淋巴管扩张明显的间质水肿是淋巴管系统障碍，怀疑是克罗恩病。

3）组织增生（沉着物）

在没有发现炎症细胞浸润异常和循环障碍的情况下，需要确认间质中是否有组织增生（沉着物）。有伪膜（伪膜性肠炎）、肉芽组织增生［帽状息肉（cap polyposis）］，胶原带（collagen tablet）增厚（胶原性结肠炎）、肌纤维组织增生（MPS）、血管周围的玻璃化胶原纤维沉着（特发性肠系膜静脉硬化症）、嗜酸性无机物质沉着（淀粉样变性）等。

3. 特异性组织表现的检查（上皮、间质、溃疡底部、坏死物质）

检查有无疾病特异性表现的病原体和肉芽肿。在糜烂和溃疡形成病变患者中，多可以在糜烂部和溃疡底部检查出这些特异性组织表现。

1）病原体

作为自身能够进行组织学鉴定的病原体，有采用 Ziehl-Neelsen 染色的结核菌及非典型性抗酸菌、肠螺旋体、真菌类、阿米巴原虫、各种寄生虫类。另一方面，虽然病原体本身不能从组织学上鉴定，但从伴随的特异性组织表现可以间接推断出病原体存在的有巨细胞病毒（cytomegalovirus，CMV）肠炎（核内包涵体）、肠伤寒（伤寒细胞）等。

2）肉芽肿

肉芽肿大体被分为干酪坏死性肉芽肿、急性坏死性肉芽肿、非干酪坏死性肉芽肿和隐窝相关性肉芽肿，在消化道分别与特定的疾病（结核、耶尔森菌肠炎、克罗恩病、溃疡性结肠炎）相对应。在活检组织中发现肉芽肿的情况下，多考虑是结核或克罗恩病，但即使是溃疡性结肠炎有时也在隐窝脓肿的破溃处形成肉芽肿。应该在熟知各疾病肉芽肿的组织学特征的基础上，基于背景推断某种疾病，但也需要注意并不是根据肉芽肿的种类就能够确定单一的疾病名称。

4. 活检部位

在如前所述的肉眼诊断中，在形成溃疡的病变的情况下，必须从溃疡边缘、周围黏膜及溃疡底部取材进行活检。在大部分炎症性肠病，黏膜是活动性炎症的主体，黏膜损伤的极致是形成糜烂和溃疡。因此，在糜烂和溃疡的边缘黏膜多可以表现出黏膜损伤的原因。之所以必须从溃疡周围（离开边缘的部位）取材进行活检，是为了判定炎症患病范围是局限于溃疡周围还是广泛性／弥漫性。即使从溃疡边缘黏膜得到了与溃疡性结肠炎不矛盾的活检组织表现，如果其只局限于溃疡边缘，也不能诊断为溃疡性结肠炎。

另一方面，虽然溃疡底部组织一般缺乏疾病特异性，但结核的肉芽肿、阿米巴原虫、CMV 感染细胞等特异性表现也多可以在溃疡底部的肉芽组织和坏死物质中被观察到。克罗恩病的肉芽肿见于溃疡边缘、溃疡周围的黄白色水肿状黏膜、阿弗他溃疡样病变等的概率比较高。另外，在大肠，自内镜下有表现部位外的活检，也多可以为诊断提供有用的信息。即使在内镜下乍一看像是正常的部位也有时是炎症既往黏膜（治愈或缓解的结肠炎）。在这种炎症既往黏膜广泛性存在的情况下，怀疑是溃疡性结肠炎。

结语

不限于炎症性肠病，临床医生和病理医生经治的大部分疾病都是没有做出确定诊断的，以教科书上的知识为基础推理性地做出诊断不是一件容易的事情，与此同时，诊断走向错误方向的也有不少。为了做出正确的诊断，需要掌握一种方法论（鉴别诊断法），即将观察到的各种表现分解为普遍的表现，再把它们重新组织纳入特定的疾病（群）的诊断法。但是，在这样的归纳性诊断法中并没有普遍性的方法，最终能成为诊断依据的只有自己创造出来的方法。如果本文能成为确立这样的各个独特的炎症性肠病的鉴别方法的基础，那就太好了。

参考文献
[1]渡辺英伸，味岡洋一，太田玉紀，他．炎症性腸疾患の病理学的鑑別診断—大腸病変を中心に．胃と腸 25：659–682，1990．
[2]渡辺英伸．消化管疾患の肉眼病理—小腸・大腸．「胃と腸」編集委員会（編）．胃と腸ハンドブック．医学書院，pp 54–67，1992．
[3]Rutgeerts P, Geboes K, Vantrappen G, et al. Natural history of recurrent Crohn's disease at the ileocolonic anastomosis after curative surgery. Gut 25: 665–672, 1984.
[4]味岡洋一，渡辺英伸，加納恒久，他．病理と病態生理—炎症性腸疾患の病理組織．外科 66：745–753，2004．
[5]田邉寛，岩下明德．非特異性多発性小腸潰瘍症/CEASの臨床病理学的特徴と鑑別疾患．胃と腸 52：1431–1439，2017．
[6]蔵原晃一，松本主之，八尾隆史，他．NSAID起因性大腸病変の臨床像と内視鏡像．胃と腸 42：1739–1749，2007．
[7]丹羽恵子，味岡洋一，横山純二，他．Crohn病初期病変の病理組織学的特徴—Crohn病大腸アフタ様病変の病理組織所見とその内視鏡像の経時的推移からみて．胃と腸 40：873–884，2005．
[8]横山純二，渡辺和彦，味岡洋一，他．潰瘍性大腸炎の初期病変—臨床的特徴と進展様式．胃と腸 44：1523–1533，2009．
[9]味岡洋一．大腸の生検標本の読み方—炎症性腸疾患．G.I.Res 15：147–153，2007．
[10]松田圭二，渡辺英伸．生検所見と生検診断．武藤徹一郎，八尾恒良，名川弘一，他（編）．炎症性腸疾患—潰瘍性大腸炎とCrohn病のすべて．医学書院，pp 99–104，1999．
[11]松田圭二，渡辺英伸．鑑別所見．武藤徹一郎，八尾恒良，名川弘一，他（編）．炎症性腸疾患—潰瘍性大腸炎とCrohn病のすべて．医学書院，pp 104–112，1999．
[12]岩下明德，竹村聡，八尾建史，他．大腸アフタ様病変の病理組織学的検索．胃と腸 28：385–395，1993．

Summary

Differential Diagnoses of Inflammatory Bowel Diseases: Pathological Approaches

Yoichi Ajioka[1]

Inflammatory bowel diseases are classified primarily into the ① longitudinal ulcer type, ② circular ulcer type, ③ round-oval ulcer type, ④ inflammatory polyposis type, ⑤ edema, redness, hemorrhagic, and erosions type, and ⑥ tumor-like elevated type, based on the presence or absence of ulcers and their morphology. Furthermore, the differential diagnosis can be narrowed down by combining secondary findings such as the properties of the ulcer margin mucosa. The role of the biopsy diagnosis of inflammatory bowel disease is to confirm the consistency of clinical imaging. For that purpose, it is necessary to analyze the histological image along three processes as follows: （1）determining the phase of inflammation, （2）estimating the cause of mucosal injury, and （3）searching for specific histological findings. For ulcer-forming lesions, biopsy from the ulcer margin mucosa （estimation of the cause of mucosal injury）, surrounding mucosa （determination of the extent of inflammation）, and ulcer floor （detection of pathogens, granulomas, etc.）is essential.

[1]Division of Molecular and Diagnostic Pathology, Niigata University, Graduate school of Medical and Dental Sciences, Niigata, Japan.

炎症性肠病的影像表现和鉴别诊断
——纵行溃疡

船越 祯广 [1]

阿部 光市

久能 宣昭

柴田 卫

能丸 辽平

山嶋 友实

保田 秀生

松冈 弘树

今给黎 宗

松冈 贤

田边 太郎

向坂 秀人

石桥 英树

平井 郁仁

摘要●引起纵行溃疡的代表性疾病是克罗恩病（Crohn's disease，CD），纵行溃疡也被作为CD诊断标准的主要表现。如果见有典型的纵行溃疡和铺路石征，就可以确定诊断是CD，但由于呈现纵行溃疡的疾病比较多，结合患者背景、临床经过、各种影像学检查以及组织病理学表现的鉴别诊断非常重要。本文以影像表现的特征和鉴别的要点为中心概述了能够引起纵行溃疡的疾病。

关键词　纵行溃疡　克罗恩病　缺血性肠炎　胶原性结肠炎

[1] 福冈大学医学部消化器内科　〒814-0180 福冈市城南区七隈 7 丁目 45-1
E-mail : smctw605@yahoo.co.jp

前言

所谓的纵行溃疡（longitudinal ulcer）是沿着肠管长轴方向（纵向）的溃疡的总称，在缺血和偏侧性形成溃疡的疾病患者中可以被观察到。在高概率见有纵行溃疡的克罗恩病（Crohn's disease，CD）的诊断标准中，纵行溃疡被定义为在肠管的长轴方向上长度超过 4 ~ 5 cm 的溃疡。在 CD 患者中所见有的纵行溃疡具有以下特征：溃疡间有正常黏膜介入的不连续性溃疡（discrete ulcer）；在溃疡周围多伴有隆起；等等。另一方面，在其他疾病患者中看到的纵行溃疡根据成因的不同具有各自的形态学特征，在鉴别上很重要。在本文中展示引起纵行溃疡的疾病的 X 线造影表现及内镜表现，并阐释其特征。

克罗恩病（CD）

CD 是一种原因不明的慢性炎症性疾病，可在从口腔到肛门的整个消化道引起病变。消化道病变根据主要病变的存在部位被分为小肠型、大肠型、小肠大肠型。在 CD 的诊断标准中，纵行溃疡与铺路石征一起是主要表现，如果能根据这些表现的存在排除其他疾病，就可以确定诊断。也就是说，典型的纵行溃疡和铺路石征是 CD 极其特异性的表现，在怀疑 CD 的情况下，通过 X 线造影检查和内镜检查确切地诊断消化道病变是很重要的。在小肠，原则上是在肠系膜附着侧存在有病变，在溃疡周围多见

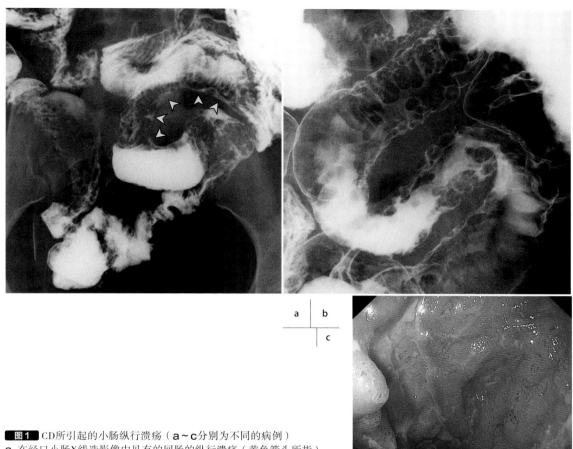

a	b
	c

图1 CD所引起的小肠纵行溃疡（a~c分别为不同的病例）
a 在经口小肠X线造影像中见有的回肠的纵行溃疡（黄色箭头所指）。
b 在小肠X线双重造影像中见有的回肠的铺路石征。
c 常规内镜像。在回肠见有纵行溃疡。在周围伴有较高的铺路石征。

有隆起，常并存铺路石征（**图1**）。

1. 小肠的纵行溃疡

　　小肠的纵行溃疡多为 1 条，但宽窄和深度因病例和分期而不同。在 X 线造影检查中，作为摄影法大致被分为经口法和导管法，而作为经口法的方法，也有在钡到达回肠末端后经肛门注入空气的方法。由于能简便地获得回肠下部的双重造影像，因此可用于扫查出该部位的病变。另外，还有一种特殊的方法，即利用内镜将带有气囊的导管留置于回肠末端进行的逆行回肠造影法。虽然操作略为繁杂，但由于是选择性造影，可以扫查出盆腔内小肠等难以充盈的部位，具有减少肠管重叠导致的造影不良等优点。

　　在 X 线造影检查中，小肠的大部分伴有单侧性的边缘硬化，这种特征性的偏侧性变形，是让人强烈怀疑纵行溃疡存在的表现。在 CD 的非活跃期，由于即使是瘢痕也会残存偏侧性变形，因此诊断价值也很高。

　　近年来，胶囊内镜和气囊辅助肠镜检查（balloon assisted enteroscopy，BAE）被引入临床，根据病例的不同，可对整个小肠进行观察。在小肠的内镜检查中，CD 的纵行溃疡的观察上，关键在于善于把握存在于肠系膜附着对侧的 Peyer 斑与病变之间的关系。如果在肠系膜附着侧见有纵行溃疡和纵行的阿弗他溃疡样病变的话，是 CD 的可能性增大。根据需要，从病变部取材施行活检。另外，在 BAE 中，如果内镜可以同心圆状插入的话，常规画面的 12 点方向就是肠系膜附着侧。

在容易引起狭窄和粘连的本病患者中，通过内镜检查不能观察整个小肠的情况也很多。另一方面，X 线造影检查多能客观评估病变部位的扩张和整体情况。即使在出现新的检查方法的今天，笔者认为 X 线造影检查依然是需求很大的检查。

2. 大肠的纵行溃疡

接着阐述在 CD 所见有的大肠纵行溃疡。在大肠有沿结肠带见有数条溃疡的趋势，溃疡间的黏膜正常，在溃疡周围伴有隆起成分，这是与其他疾病的鉴别要点。与小肠不同，只有明显纵行溃疡的病例比较少。相较于降结肠，CD 的大肠病变多以升结肠为主体。特别是从回肠末端到回盲瓣连续，在盲肠和升结肠见有病变的概率很高（**图 2**）。

大肠 X 线造影检查的摄影方法以灌肠 X 线造影检查为主。虽然除了 CD 以外很少在小肠见有纵行溃疡，但在急性期的缺血性结肠炎、感染性肠炎、溃疡性结肠炎（ulcerative colitis，UC）等患者中也能看到小肠的纵行溃疡。但是，如前所述，见于 CD 大肠的纵行溃疡好发于升结肠，周围有正常黏膜，多为比较长的溃疡。另外，在溃疡边缘可见隆起，有不少呈小溃疡融合而成片的形态。这一点与纵行溃疡出现率高的缺血性结肠炎略为不同。

在难以与 UC 相鉴别的情况下，过去被称为不确定性结肠炎（indeterminate colitis，IC）。但是，由于不只是大肠病变，还以包括小肠和其他消化道在内的病变为对象，现在一般将其作为未定型炎症性肠病（inflammatory bowel disease unclassified，IBDU）来处理。IC 仅限用于即使进行切除术后标本的组织病理学检查也不能获得确定诊断的情况。IBDU 在儿童病例中见有 12%，在成人病例中见有 10% 左右。与疑诊病例一样，因为 IBDU 病例在随访过程中多数病例可以获得 UC 或 CD 的确定诊断，所以需要进行严格的随访观察。另外，在作为

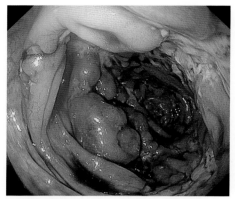

图 2 靛胭脂染色像。CD 所引起的大肠的纵行溃疡。在升结肠见有回盲瓣高度破坏的纵行溃疡。在周围伴有较高的铺路石征

CD 随访观察的病例和 IBDU 病例中，实际上也有可能混入其他类别的疾病。家族性地中海热和被称为多发性非特异性小肠溃疡（chronic enteropathy associated with *SLCO2A1*，CEAS）的 *SLCO2A1* 基因相关性慢性肠病（**图 3**）的临床表现和形态学表现有时与 CD 类似，需要注意。

缺血性小肠炎/缺血性结肠炎

本病是由血流急剧下降所引起的肠管的急性区域性炎症，被分为一过性型、狭窄型、坏疽型，其中以一过性型最多。缺血性小肠炎是由小肠的血流障碍所引起的小肠病变。发生率比缺血性结肠炎还要低，被认为是由于小肠的侧支循环丰富的缘故。其病因有肠系膜动脉/静脉的微小栓塞和动脉炎、血压降低导致的血流不足、血管的痉挛（spasm）、药物、肠内压上升等。在小肠，由全周性溃疡引起的管状狭窄的狭窄型占绝大多数，在 1.5% ~ 6.0% 病例中可见有纵行溃疡。在缺血性结肠炎的情况下，在突然的腹痛之后，可见有腹泻、鲜血便。病变好发于乙状结肠、降结肠。

急性期的内镜表现为出血、水肿、发红、糜烂、溃疡。可见纵行溃疡的约占半数。本病的纵行溃疡比 CD 浅，并且多呈白苔隆起样表现，在溃疡边缘不伴有炎性息肉。另外，发病

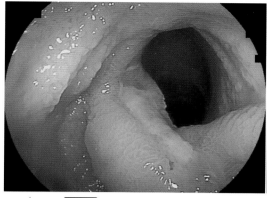
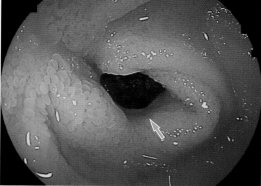

图3 CEAS所引起小肠溃疡（**a**、**b**分别为不同的病例）
a 在回肠见有的浅而斜行的溃疡和变形表现。
b 伴有浅层活动性溃疡（蓝色箭头所指）的回肠轻度狭窄表现。

和临床经过不同，以及在急性期纵行溃疡的周围见有明显发红和水肿性变化也被认为是鉴别的要点。大川等报道，在本病的急性期，在溃疡周围黏膜上大概率见有被白色线划分的鳞状花纹的发红黏膜。在 UC 和本病的鉴别上，纵行溃疡在本病病例中明显较多，并且病变波及直肠和升结肠的情况很少见。缺血性小肠炎的小肠内镜表现如**图 4** 所示，缺血性结肠炎的纵行溃疡如**图 5** 所示。

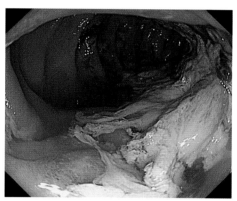

图4 缺血性小肠炎所引起的纵行溃疡。在空肠见有白苔非常明显的纵行溃疡

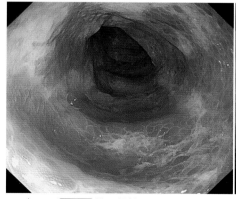
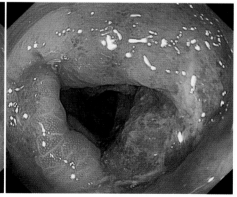

图5 缺血性结肠炎所引起的纵行溃疡
a 在乙状结肠见有区域性水肿、发红、伴有纵行趋势的浅溃疡。在溃疡周围黏膜上伴有被白线分割的鳞状花纹的发红黏膜。
b 呈暗红色的纵行溃疡。

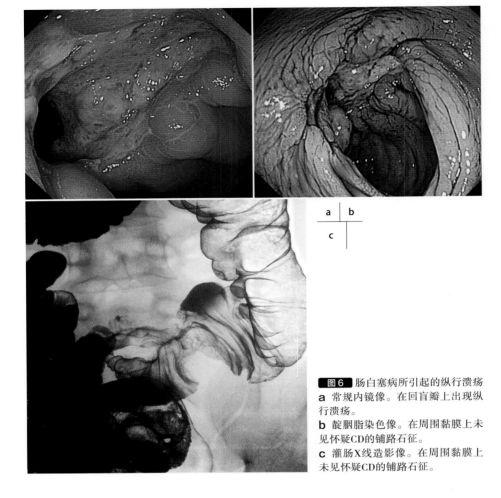

图6 肠白塞病所引起的纵行溃疡
a 常规内镜像。在回盲瓣上出现纵行溃疡。
b 靛胭脂染色像。在周围黏膜上未见怀疑CD的铺路石征。
c 灌肠X线造影像。在周围黏膜上未见怀疑CD的铺路石征。

肠白塞病，单纯性溃疡

　　肠白塞病（Behçet's disease）和单纯性溃疡是典型的好发于回盲部、以深凿样溃疡为特征的炎症性肠病。在满足白塞病诊断标准的完全型或不全型的情况下诊断为肠白塞病，除此之外则诊断为单纯性溃疡。作为鉴别的要点有：①基本上在典型病变发生的部位和肠系膜附着部之间没有一定的相关性，虽然有时纵行溃疡的发生于肠系膜附着对侧，但很少见；②在溃疡之间见有正常黏膜；③伴有炎性息肉的情况较少见。呈纵行趋势溃疡的肠白塞病的影像表现如**图6**所示。

胶原性结肠炎

　　胶原性结肠炎（collagenous colitis）是引起慢性腹泻，组织病理学上在大肠的上皮基底膜正下方见有胶原纤维束和黏膜固有层的慢性炎症细胞浸润的疾病，通常通过内镜下的活检可以得到诊断。虽然在日本与欧美相比发生率较低，但近年来呈增加趋势。与质子泵抑制剂（proton pump inhibitor，PPI；兰索拉唑）和非甾体抗炎药（nonsteroidal anti-inflammatory drugs，NSAIDs）的服用史相关的病例占绝大多数，但应注意是否与钙拮抗剂、抗高脂血症药、镇静催眠药等通过细胞色素P450 3A4（CYP3A4）代谢的药物联用。

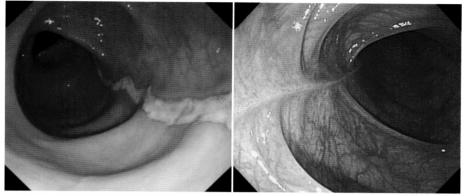

a | b **图7** 胶原性结肠炎所引起的纵行溃疡（**a、b**分别为不同的病例）
a PPI内服过程中在降结肠见有由胶原性结肠炎所引起的纵行溃疡。溃疡底部边界清晰而宽度较窄，呈细长形态。
（由医疗法人森田内科医院的渡边隆医生提供）
b 在胶原性结肠炎病例见有的纵行溃疡瘢痕。

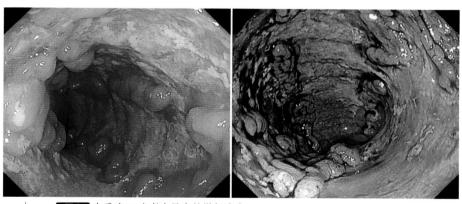

a | b **图8** 在重症UC患者中见有的纵行溃疡
a 常规内镜像。
b 靛胭脂染色像。溃疡比较浅，周围伴有炎性息肉。

内镜表现有血管透见性降低和纵行溃疡（包括瘢痕）、水肿状／颗粒状黏膜、糜烂、阿弗他溃疡、发红、毛细血管扩张等，病变率为82%。如果是PPI相关，好发时期多为开始服用几个月后；如果是NSAIDs相关，则好发时期多为几年后。本病的纵行溃疡好发于乙状结肠～横结肠。溃疡较深，边界清晰而呈直线，宽度较窄，有时伴有纵长的溃疡和溃疡瘢痕。在周围黏膜几乎未见炎症的表现。作为鉴别的要点，与CD相比，本病的纵行溃疡和铺路石征的出现率较低，可以通过停用致病性药物得到改善。在胶原性结肠炎患者中见有的纵行溃疡的影像如**图7**所示。

溃疡性结肠炎（UC）

由于在典型的UC病例中是从直肠连续性地发生病变，所以通常可以鉴别，但也有以降结肠和横结肠为中心发生病变的情况。即使是UC，当合并缺血和巨细胞病毒感染时，也有可能见有纵行溃疡。纵行溃疡浅，轮廓清晰，周围黏膜多伴有作为UC表现的发红、糜烂、炎性息肉。伴随着UC所引起的炎性变化，也可以发生形态变化，但与缺血性结肠炎不同，常常并存炎性息肉。在重症UC患者中见有的纵

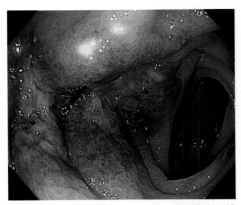
图9 由于IgA血管炎，在回肠末端呈伴有区域性暗红色水肿状黏膜的纵行溃疡

行溃疡的影像如**图8**所示。

感染性肠炎

在感染性肠炎患者中也有时见有纵行溃疡，但由于急性炎症性变化多，与CD不同，铺路石征的发生极少见。耶尔森菌肠炎和弯曲杆菌肠炎患者中偶尔也会呈纵行溃疡，有时需要与CD相鉴别。另外，在气单胞菌肠炎患者中有时也见有纵行溃疡。森主等报道，以施行下消化道内镜检查的28例气单胞菌肠炎为对象，发现有4例（14%）在降结肠～乙状结肠见有纵行溃疡。有必要适当增加细菌学检查等，准确地鉴别这些疾病。

其他（血管炎）

根据受累血管的大小和患病范围的不同，血管炎可引起各种消化道病变。水肿、发红、糜烂、溃疡等内镜表现呈现各种各样的形态。见有小肠病变的情况也比较多，在这种情况下有时与CD的鉴别也会成为一个问题。但是，在有血管炎的情况下，没有在CD患者中所见有的好发于肠系膜附着侧的表现，也不见有在CD患者中所见有的炎性息肉，这是鉴别的要点。对于血管炎还需要对其他脏器进行详细检查，在诊断上需要综合判断。另外，虽然有时引起血管炎的胶原病患者中也见有纵行溃疡，但由于是缺血性的病状，多以缺血性肠炎为准。发

病于回肠的IgA血管炎的纵行溃疡如**图9**所示。

结语

本文以有可能引起纵行溃疡的疾病的影像表现和鉴别的要点为中心进行了阐述。希望本文能有助于将来的临床诊疗。

参考文献

[1]渡辺英伸，味岡洋一，太田玉紀，他．炎症性腸疾患の病理学的鑑別診断—大腸病変を中心に．胃と腸　25：659-682，1990.
[2]小林清典，横山薫，佐田美和，他．X線・内視鏡診断．日内会誌　98：37-43，2009.
[3]「難治性炎症性腸管障害に関する調査研究」班（鈴木班）．潰瘍性大腸炎・クローン病診断基準・治療指針，令和元年度改訂版（別冊）．厚生労働科学研究費補助金難治性疾患政策研究事業，pp 26-28，2020.
[4]平井郁仁，賴岡誠，八尾恒良．逆行性回腸造影の手技の実際—福岡大学筑紫病院式小腸造影．胃と腸　54：1295-1298，2019.
[5]平井郁仁，松井敏幸．NSAIDsその他の非特異性の潰瘍—非特異性多発性小腸潰瘍症など．日内会誌　100：96-101，2011.
[6]Everhov ÅH, Sachs MC, Malmborg P, et al. Changes in inflammatory bowel disease subtype during follow-up and over time in 44,302 patients. Scand J Gastroenterol 54: 55-63, 2019.
[7]平井郁仁，矢野豊，高津典孝，他．Indeterminate colitis（広義）の経過．胃と腸　50：885-895，2015.
[8]Arasawa S, Nakase H, Ozaki Y, et al. Mediterranean mimicker. Lancet 380: 2052, 2012.
[9]Umeno J, Hisamatsu T, Esaki M, et al. A hereditary enteropathy caused by mutations in the SLCO2A1 gene, encoding a prostaglandin transporter. PLoS Genet 11: e1005581, 2015.
[10]穗苅量太．高齢者の虚血性大腸炎の特徴と治療．日老医誌　57：431-435，2020.
[11]小倉道一，康祐大，小野賀功，他．腹腔鏡補助下に切除した狭窄型虚血性小腸炎の1例．日大医誌　74：267-271，2015.
[12]斉藤裕輔，垂石正樹．縦走潰瘍（longitudinal ulcer）．胃と腸　52：620-621，2017.
[13]森山智彦，樋田理沙，江﨑幹宏．虚血性大腸炎．緒方晴彦，松本主之（監），大塚和朗，長沼誠，平井郁仁（編）．炎症性腸疾患Imaging Atlas—診断の極意と鑑別のポイント．日本メディカルセンター，pp 200-201，2016.
[14]大川清孝，佃博，青木哲哉，他．虚血性大腸炎急性期の内視鏡像の検討．Gastroenterol Endosc 46: 1323-1332, 2004.
[15]清水誠治，小木曽聖，池田京平，他．PPIに関連したcollagenous colitis．消内視鏡　32：1201-1205，2020.
[16]梅野깇嗣，松本主之，中村昌太郎，他．Collagenous colitisの診断と治療．Gastroenterol Endosc 52: 1233-1242, 2010.
[17]中山奈那，永田信二，金子真弓，他．内視鏡像の経過を追えたcollagenous colitisの1例—本邦123例の報告を含めて．Gastroenterol Endosc 52: 1888-1894, 2010.

[18]Beaugerie L, Pardi DS. Review article: drug-induced microscopic colitis-proposal for a scoring system and review of the literature. Aliment Pharmacol Ther 22: 277–284, 2005.

[19]森主達夫，神田圭輔，大塚喜人．エロモナス腸炎の内視鏡像．胃と腸 53: 477–479, 2018.

Summary

Endoscopic Diagnosis of Longitudinal Ulcers

Sadahiro Funakoshi[1], Koichi Abe,
Nobuaki Kuno, Mamoru Shibata,
Ryohei Nomaru, Tomomi Yamashima,
Hideki Yasuda, Hiroki Matsuoka,
Sou Imakiire, Satoshi Matsuoka,
Tarou Tanabe, Hideto Sakisaka,
Hideki Ishibashi, Fumihito Hirai

Crohn's disease is a predominant disease that causes longitudinal ulcers, and endoscopic assessment alone may be helpful in providing a definitive diagnosis. However, in case of other diseases that require differentiation of longitudinal ulcers, it is often difficult to reach a definitive diagnosis just on the basis of endoscopic assessment. Parameters such as age, onset of symptoms, complications, clinical course, drug history, blood data, ulcer occurrence sites, surrounding background mucosal condition, and other imaging test data, including X-rays, pathological tests, bacterial tests, should also be analyzed. It is critical to comprehensively consider all the abovementioned information prior to arriving at a diagnosis.

[1]Department of Gastroenterology and Medicine, Fukuoka University Faculty of Medicine, Fukuoka, Japan.

炎症性肠病的影像表现和鉴别诊断

——环状溃疡

松野 雄一[1]

梅野 淳嗣

冬野 雄太

鸟巢 刚弘

摘要●环状溃疡有宽度比较窄的狭义的环状溃疡和宽度较宽的带状溃疡，在炎症性肠病的鉴别上，有必要区分和鉴别以环状溃疡为特征的疾病（肠结核、多发性非特异性小肠溃疡、NSAIDs相关性肠病）和有时呈环状溃疡的疾病。这时，重要的是着眼于环状溃疡的位置、边缘的性状、周围黏膜的颜色和黏膜纹理。另外，伴随于环状溃疡而存在的病变也有助于鉴别。影像评估虽然以内镜表现为主，但X线造影检查对病变的分布和把握整体表现也很有帮助，需要结合问诊、各种检查结果和临床查体进行综合性诊断。

关键词 环状溃疡 肠结核 多发性非特异性小肠溃疡
NSAIDs 相关性肠病 炎症性肠病

[1] 九州大学大学院医学研究院病態機能内科学　〒812-8582 福岡市東区馬出3
丁目 1-1　E-mail：matsuno.yuichi.819@m.kyushu-u.ac.jp

前言

环状溃疡（annular ulcer or circular ulcer）是沿肠管短轴方向走行的溃疡，狭义上是指宽度较窄的溃疡，而将宽度较宽的溃疡称为带状溃疡（girdle ulcer）。以环状溃疡为特征的代表性疾病有肠结核、多发性非特异性小肠溃疡（chronic enteropathy associated with *SLCO2A1* gene，CEAS）、非甾体抗炎药（nonsteroidal anti-inflammatory drugs，NSAIDs）相关性肠病。此外有时在急性出血性直肠溃疡、缺血性小肠炎、巨细胞病毒（cytomegalovirus，CMV）肠炎、各种血管炎患者中也可以观察到环状溃疡。在环状溃疡的鉴别上，不仅要注意病变的分布和位置，还要注意溃疡的深度、边缘的性状、周围黏膜的色调和黏膜纹理、有无炎性息肉等，以进行鉴别。

以环状溃疡为特征的疾病的鉴别要点如**表1**所示。从环状溃疡的位置来看，在肠结核患者中好发于回盲部，在 NSAIDs 相关性肠病患者中好发于回肠（特别是回肠末端），而在 CEAS 患者中尽管好发于回肠，但在回肠末端大多正常，这些特点有助于鉴别。另外，在肠结核伴有萎缩瘢痕带和炎性息肉患者中，在 CEAS 患者中多为斜行的开放性溃疡，而在 NSAIDs 相关性肠病患者中则是阿弗他溃疡和小溃疡的发生率高等，这些伴于环状溃疡的病变也有助于鉴别。还有，对于肠结核的干扰素 γ（interferon γ，IFN γ）释放试验和 PCR 检查，对于 CEAS 的 *SLCO2A1* 基因检测，对于 NSAIDs 的内服史等，需要根据这些内镜表现和 X 线造影表现以外的综合性表现进行诊断。

在本文中，除了前面提到的 3 种疾病之外，还概述了可呈现环状溃疡表现的其他疾病的鉴别。

表1 以环状溃疡为特征的疾病的鉴别要点

		肠结核	多发性非特异性小肠溃疡（CEAS）	NSAIDs相关性肠病
好发年龄		高龄者多见	多为年轻人发病，但因病例而不同	多见于较高龄者
临床症状		腹痛，腹泻	潜血便，腹痛，下肢水肿	血便，柏油便，贫血，腹痛
消化道病变	部位	好发于回肠末端至回盲部	好发于回肠。回肠末端多正常	回肠（尤其是好发于回肠末端），大肠则为升结肠
	形态学特征	环状狭窄，带状溃疡，溃疡边缘不规则，萎缩瘢痕带，炎性息肉	呈横行趋势的带状溃疡，溃疡边缘尖锐，斜行的开放性溃疡	环状溃疡，膜样狭窄，溃疡边缘尖锐，阿弗他溃疡和小溃疡
病理表现		干酪性肉芽肿	无特异性表现，浅溃疡	凋亡小体，非特异性炎症细胞浸润
长期随访		可根治，无复发	难治性，术后一定会复发	可根治，无复发
治疗		抗结核药	营养疗法，手术	停药
其他表现		干扰素 γ 释放试验，抗酸菌培养，PCR	SLCO2A1基因检测 尿中前列腺素代谢产物浓度增高	NSAIDs内服史

以环状溃疡为特征的疾病

1. 肠结核

肠结核是结核分枝杆菌（*Mycobacterium tuberculosis*）感染并侵入消化道内的淋巴器官Peyer 斑等，形成结核结节和干酪性肉芽肿，并在黏膜表面形成溃疡的疾病，可以分为从肺结核病灶被排出的细菌随着咯痰被吞咽，在肠道引起感染的继发性肠结核，以及与肺结核无关，在肠道引起感染的原发性肠结核，在日本发生的肠结核多属于后者。当结核菌自 Peyer 斑侵入时，在该部位形成结核结节，该结节迅速出现中央坏死，坏死物质突破被覆黏膜而被排出，形成类圆形溃疡。还有，当结核菌随着淋巴回流波及肠系膜侧时，就会形成典型的环状溃疡。

作为内镜表现，环状溃疡、带状溃疡是肠结核的特征性表现，但近年来，通过轻微的黏膜表现被发现的病例也在增加，并散见有与环状溃疡（**图1a、d**）相比，更容易出现不规则形溃疡和小溃疡的报道。另外，据知在使用生物制剂和免疫调节药等治疗炎症性肠病的过程中，当合并结核感染时病情会更加严重，因此，基于影像表现的肠结核的鉴别变得更为重要。

作为肠结核的活动性病变的分类，黑丸分类（Kuromaru's classification）很有名。典型

性肠结核的活动性病变是相当于IV 型和VIII型的环状溃疡和带状溃疡，溃疡边缘不规则，以回肠末端到升结肠为中心可观察到。另外，不仅是活动期的溃疡性病变，伴有萎缩瘢痕带、炎性息肉、回盲瓣开大（**图1b、c**）和肠管变形、狭窄等提示慢性经过的表现作为怀疑肠结核的表现也很重要。

确定诊断，可以通过活检组织的抗酸菌培养检查、PCR 检查、Zil-Neelsen 染色证明结核杆菌的存在来进行。作为结核菌的间接证明，除了在组织病理学检查中确认干酪性肉芽肿的存在外，确认 IFN γ 释放试验和结核菌素反应的强阳性反应也很有用。抗酸菌培养和 PCR 检查的灵敏度虽然很高，但在实际临床中证明结核杆菌的存在往往很难；作为疑诊病例，也有时诊断性地给予抗结核药治疗。

2. 多发性非特异性小肠溃疡（CEAS）

多发性非特异性小肠溃疡是指在组织病理学上无特异性表现的溃疡多发于小肠的一种罕见疾病，由日本首次报道，以慢性临床经过、持续性消化道出血所引起的贫血和低蛋白血症为特征。近年来研究发现，这是一种由SLCO2A1 基因突变所引起的常染色体隐性遗传病，被称为"CEAS"。SLCO2A1 基因编码前列腺素的转运体，这提示前列腺素与本病的发

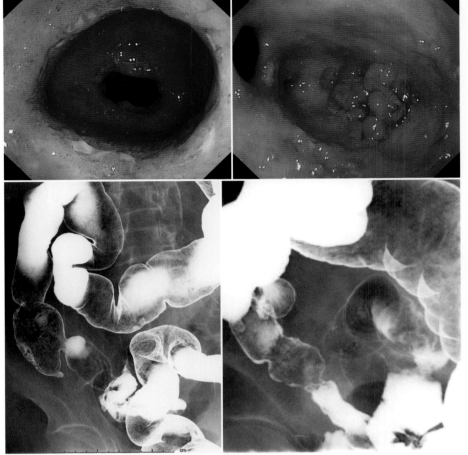

a	b
c	d

图1 肠结核的内镜像（a、b），X线造影像（c、d）

a 在回肠末端见有边缘不规则的环状溃疡和管腔轻度变窄。
b 在盲肠见有萎缩瘢痕带和炎性息肉，回盲瓣开大。
c 在盲肠见有炎性息肉和萎缩瘢痕带，回盲瓣开大。
d 在回肠见有环状溃疡和管腔变窄。

病有关。也新提出了包括 NSAIDs 相关性肠病在内的前列腺素相关性肠病这一疾病概念。

本病特征性的影像表现被认为是环状、斜行的溃疡（**图2a、b**）和带状的溃疡（**图2c**）。病变多分布于小肠的中下部，但在回肠末端很少见。其特征是病变的边缘和周围的病变之间的黏膜缺乏炎症表现，溃疡的边界清晰且较浅。有时也可以观察到纵行溃疡，但与在肠系膜附着侧引起纵行溃疡的克罗恩病（Crohn's disease）不同，病变的存在与肠系膜附着侧无关。为了评估病变的部位和分布，小肠 X 线造影检查是有用的。在长期随访中，伴有狭窄、囊状扩张（**图2d**）之类的肠管变形。有报道指出，在 30% 病例中见有胃病变，在约 50% 病例中

见有十二指肠病变，这作为鉴别要点很重要。

由于 CEAS 采取常染色体隐性遗传的形式，因此必须通过问诊确认父母是否有近亲结婚和兄弟姊妹发病。已知本病患者的尿中前列腺素主要代谢产物水平增高，并报道了将其作为筛查指标的有用性。据知 SLCO2A1 基因也是皮肤骨膜肥厚症的致病基因，因此确认是否存在杵状指、厚皮性骨膜病、皮肤肥厚等皮肤骨膜肥厚症的征候也是非常重要的。对于疑诊病例，也需要进行 SLCO2A1 基因检查。

3. NSAIDs相关性肠病

NSAIDs 相关性肠病是由包括小剂量阿司匹林（low-dose aspirin，LDA）在内的 NSAIDs 所引起的小肠和大肠的黏膜损伤。据报道，由于

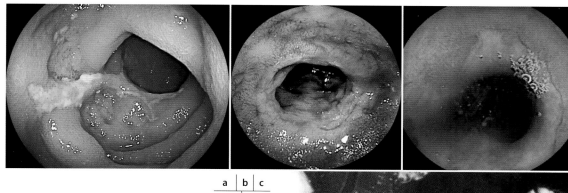

a | b | c
d

图2 CEAS的内镜像（**a~c**）和X线造影像（**d**）
a 30多岁，女性。双气囊小肠镜（double balloon enteroscopy，DBE）像。在回肠，环状~斜行的溃疡愈合。环状溃疡部分伴有轻度管腔变窄。
b 30多岁，女性。DBE像。在回肠见有浅环状溃疡，溃疡间的黏膜缺乏炎症表现。
c 60多岁，女性。小肠胶囊内镜像。在回肠见有带状溃疡。
d 60多岁，女性。在回肠见有不对称性变形、囊状扩张和管腔狭窄。
〔**d**：转载自"冬野雄太，他．小肠の非腫瘍性疾患—非特異性多発性小肠潰瘍症/CEAS．胃と肠 54：485-495，2019"〕

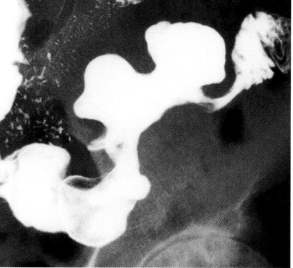

气囊内镜和胶囊内镜的普及，在NSAIDs内服病例中多见有小肠黏膜的损伤。随着人口的老龄化，包括LDA在内的NSAIDs内服病例呈增加的趋势，NSAIDs相关性肠病今后也有可能增加。

作为NSAIDs相关性肠病在小肠的影像表现，虽然以环状溃疡和膜样狭窄（**图3**）为特征，但也可以高概率观察到黏膜发红、微小的黏膜缺损和小溃疡。此外，还多可以观察到类圆形~不规则形溃疡和纵行溃疡，呈现多种形态的病变。这些表现在小肠好发于回肠，在大肠好发于升结肠。关于大肠的黏膜损伤，可分为溃疡型和肠炎型。溃疡型除环状溃疡外，还呈类圆形溃疡、地图状溃疡、纵行溃疡等多种形态。溃疡多为较浅、边界清晰的病变，以回盲部为中心，好发于升结肠。肠炎型则呈出血性结肠炎或阿弗他溃疡样结肠炎的表现，病变也多累及整个大肠。

NSAIDs相关性肠病和前面提到的CEAS均被定位于前列腺素相关性肠病，两种疾病的形态学特征类似。为了鉴别，听取包括药物内服史在内的详细病史是不可缺少的。在诊断上，可以通过确认消化道病变的存在和NSAIDs的内服史、通过活检和培养排除其他疾病、确认NSAIDs停药后的改善来进行。

有时呈环状溃疡的其他疾病

作为呈环状溃疡的其他疾病可以列举出急性出血性直肠溃疡。其好发于长期卧床的高龄患者，引起自直肠溃疡的大量出血。以局限于

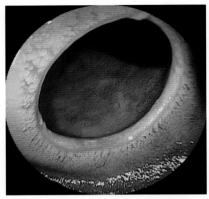

图3 NSAIDs相关性肠病的内镜像。DBE像。在回肠见有伴膜样狭窄的环状溃疡〔转载自"鳥巣剛弘,他. NSAIDs・LDA相关性下部消化道黏膜伤害の病態と内視鏡诊断. 胃と腸 51：442–449,2016"〕

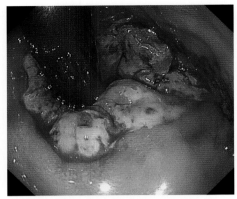

图4 急性出血性直肠溃疡的内镜像。在齿状线正上方见有全周性溃疡

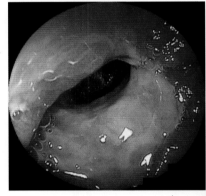

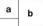

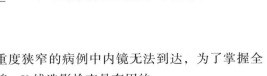

图5 缺血性小肠炎的内镜像（a）和X线造影像（b）
a DBE像。见有边缘比较规则的带状溃疡,伴有管腔变窄。
b 小肠X线造影像。在空肠见有伴口侧肠管扩张的向心性狭窄。
〔b：转载自"江﨑幹宏,他. 出血性小肠疾患の诊断—そのほか—膠原病,全身疾患,憩室性疾患など. 胃と腸45：388–397,2010"〕

直肠下段的齿状线附近、呈环状或带状的溃疡、环状排列而边界清晰的溃疡（图4）为特征。呈现各种形态的溃疡,根据临床经过和内镜表现,在典型病例中比较容易诊断。

缺血性小肠炎是由于消化道的可逆性血流障碍而产生的急性黏膜损伤的总称。虽然有报道称,作为缺血性小肠炎的内镜表现是边缘缺乏高度差的纵行溃疡,但也多见有全周性溃疡、环状溃疡,多见有管腔变窄（图5）。在具有

重度狭窄的病例中内镜无法到达,为了掌握全貌,X线造影检查是有用的。

作为呈环状溃疡的疾病,还可以列举出CMV肠炎。据报道,CMV肠炎的特征性内镜表现有深凿样溃疡和在溃疡底部有更深溃疡的两级溃疡,除此之外还有环状趋势的溃疡、小溃疡和糜烂等,呈现多种形态的病变（图6）。诊断虽然可参考溃疡底部活检标本中核内包涵体的存在及免疫组织化学染色,但灵敏度高。

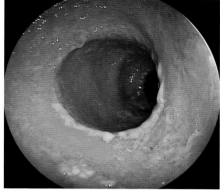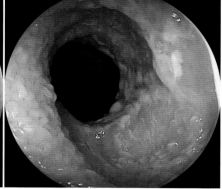

图6 CMV肠炎的DBE像
a 在回肠见有环状溃疡。
b 也见有纵行趋势的浅溃疡，呈多种形态。

a | b

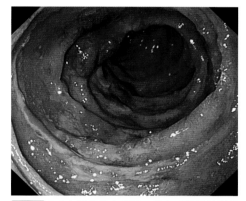

图7 IgA血管炎的内镜像。在十二指肠见有多发性糜烂、溃疡。也有部分发红明显、呈环状趋势的溃疡

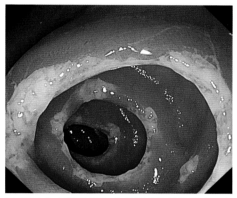

图8 在克罗恩病患者观察到的环状溃疡。在回肠的吻合部口侧，环状溃疡多发，并伴有管腔变窄

虽然 C7-HRP 等 CMV 抗原血症检查也有用，但由于半数左右为假阴性，在实际临床中有时也需要进行诊断性治疗。

　　因血管炎而产生的血管壁的损伤和以脏器缺血为特征的综合征被称为血管炎综合征，常常见有消化道病变。共同的消化道病变的特征是由血管炎所引起的多发性糜烂和溃疡，多伴有全周性水肿和周围的发红黏膜。也有呈环状趋势的溃疡（**图7**），见有多种形态的病变。在多数情况下活检表现很重要，但通过从消化道黏膜取材的活检标本很少能证明血管炎，需要在进行全身检查的基础上进行综合性诊断。

　　克罗恩病的特征性消化道病变是纵行溃疡和铺路石征，这些在日本的诊断标准中有明确记载。一般认为，克罗恩病的纵行溃疡是纵行排列的小溃疡增大、愈合而形成的，但也有呈环状排列的小溃疡和罕见的环状溃疡（**图8**）。

　　据知肠白塞病（Behcet's disease）和单纯性溃疡的消化道病变是以回盲部为中心的圆形或类圆形的深凿样溃疡，但也有呈多种形态的病变，在吻合部等处也有呈环状或带状的溃疡（**图9**）。

结语

　　本文概述了呈环状溃疡的疾病。这些疾病的鉴别以内镜表现为主，但对于病变的分布和

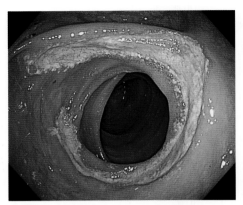

图9 肠白塞病的内镜像。回盲部切除后。在吻合部见有带状的全周性溃疡，伴有管腔重度狭窄

整体表现的把握，X线造影是有作用的。有必要通过详细的问诊、全身的诊查结合其他的检查结果和临床经过进行综合诊断。

参考文献

[1]岩下明德，田中仁．下部消化管の病理—腸結核．Fronti Gastroenterol 6: 46–50, 2001.

[2]田邊寛，岩下明德，池田圭祐，他．消化管結核の病理診断．胃と腸 52: 181–189, 2017.

[3]前畠裕司，江﨑幹宏，河内修司，他．腸結核の画像診断—大腸病変を中心に．胃と腸 52: 169–179, 2017.

[4]黒丸五郎．腸結核症の病理．医学書院，1952.

[5]西俣寛人，西俣嘉人，大井秀久，他．腸結核のX線診断—鑑別診断を中心に．胃と腸 30: 507–513, 1995.

[6]Umeno J, Hisamatsu T, Esaki M, et al. A hereditary enteropathy caused by mutations in the SLCO2A1 gene, encoding a prosta-glandin transporter. PLoS Genet 11: e1005581, 2015.

[7]冬野雄太，梅野淳嗣，平野敦士，他．小腸の非腫瘍性疾患—非特異性多発性小腸潰瘍症/CEAS．胃と腸 54: 485–495, 2019.

[8]梅野淳嗣，江﨑幹宏，平野敦士，他．非特異性多発性小腸潰瘍症/CEASの臨床像と鑑別診断．胃と腸 52: 1411–1422, 2017.

[9]Matsuno Y, Umeno J, Esaki M, et al. Measurement of prostaglandin metabolites is useful in diagnosis of small bowel ulcerations. World J Gastroenterol 25: 1753–1763, 2019.

[10]Umeno J, Esaki M, Hirano A, et al. Clinical features of chronic enteropathy associated with SLCO2A1 gene: a new entity clinically distinct from Crohn's disease. J Gastroenterol 53: 907–915, 2018.

[11]Matsumoto T, Kudo T, Esaki M, et al. Prevalence of non-steroidal anti-inflammatory drug-induced enteropathy determined by double-balloon endoscopy: a Japanese multicenter study. Scand J Gastroenterol 43: 490–496, 2008.

[12]Maiden L, Thjodleifsson B, Seigal A, et al. Long-term effects of nonsteroidal anti-inflammatory drugs and cyclooxygenase-2 selective agents on the small bowel: a cross-sectional capsule enteroscopy study. Clin Gastroenterol Hepatol 5: 1040–1045, 2007.

[13]鳥巣剛弘，岡本康治，鷲尾恵万，他．NSAIDs・LDA起因性下部消化管粘膜傷害の病態と内視鏡診断．胃と腸 51: 442–449, 2016.

[14]蔵原晃一，松本主之，八尾隆史，他．NSAID起因性大腸病変の臨床像と内視鏡像．胃と腸 42: 1739–1749, 2007.

[15]Matsumoto T, Nakamura S, Esaki M, et al. Endoscopic features of chronic nonspecific multiple ulcers of the small intestine: comparison with nonsteroidal anti-inflammatory drug-induced enteropathy. Dig Dis Sci 51: 1357–1363, 2006.

[16]大川清孝，青木哲哉，上田渉，他．急性出血性直腸潰瘍．胃と腸 53: 1028–1030, 2018.

[17]山本貴嗣，白井告，磯野朱里，他．狭窄型虚血性小腸炎の1例．胃と腸 46: 1544–1550, 2011.

[18]江﨑幹宏，松本主之，矢田親一朗，他．出血性小腸疾患の診断—そのほか—膠原病，全身疾患，憩室性疾患など．胃と腸 55: 388–397, 2010.

[19]梅野淳嗣，江﨑幹宏，前畠裕司，他．虚血性小腸炎の臨床像．胃と腸 48: 1704–1716, 2013.

[20]大川清孝，佐野弘治．サイトメガロウイルス腸炎．胃と腸 47: 586–589, 2012.

[21]佐野弘治，大川清孝，中内脩介，他．小腸の非腫瘍性疾患—サイトメガロウイルス（CMV）小腸炎の臨床像と内視鏡像．胃と腸 54: 505–514, 2019.

[22]Kim JW, Boo SJ, Ye BD, et al. Clinical utility of cytomegalovirus antigenemia assay and blood cytomegalovirus DNA PCR for cytomegaloviral colitis patients with moderate to severe ulcerative colitis. J Crohns Colitis 8: 693–701, 2014.

[23]吉田健一，多田修治，采田憲昭，他．血管炎症候群（Schönlein-Henoch紫斑病，Churg-Strauss症候群，結節性多発動脈炎）．胃と腸 43: 699–706, 2008.

Summary

Annular Ulcer, Circular Ulcer

Yuichi Matsuno[1], Junji Umeno,
Yuta Fuyuno, Takehiro Torisu

We outlined the diseases that commonly present with annular ulcers. There are two types of annular ulcers—narrow-width circular ulcers and wide-width ulcers (girdle ulcers). In the differentiation of inflammatory bowel diseases, it is important to pay attention to the localization of lesions, nature of the margins, and color and pattern of the surrounding mucosa.

In some cases, an annular ulcer may be one of the various clinical features, and the presence of other forms of ulcers may help in diagnosis. Although imaging evaluation is primarily based on endoscopic findings, X-ray examination may be useful for understanding the distribution of the lesions and the overall clinical picture. Diagnosis should be made comprehensively considering interviews, various examination findings, and the course of the disease.

[1]Department of Medicine and Clinical Science, Graduate School of Medical Sciences, Kyushu University, Fukuoka, Japan.

炎症性肠病的影像表现和鉴别诊断
——深凿样溃疡（多发／单发）

松浦 稔[1]

久松 理一

摘要● 所谓的 "深凿样溃疡（punched-out ulcer）" 是指边界清晰、呈断崖状向下深陷的溃疡的称呼。作为呈深凿样溃疡表现的代表性的消化道炎症性疾病，有肠白塞病（Behcet's disease, BD）、单纯性溃疡、巨细胞病毒感染等。在克罗恩病、溃疡性结肠炎、伴于8号染色体三体（trisomy 8）的肠病变、NSAIDs相关性肠炎等疾病当中，深凿样溃疡也作为多种内镜表现之一可以被观察到。仅通过内镜表现来鉴别这些疾病是困难的，但是基于特征性的内镜表现来横向理解，在进行多种炎症性肠病的鉴别诊断上是有用的。

关键词　深凿样溃疡　肠白塞病　单纯性溃疡　巨细胞病毒　克罗恩病

[1] 杏林大学医学部消化器内科学　〒181-8611 東京都三鷹市新川 6 丁目 20-2
E-mail : mmatsuura@ks.kyorin-u.ac.jp

前言

所谓的深凿样溃疡（punched-out ulcer）是对边界清晰、呈断崖状向下深陷的溃疡的称呼。作为呈深凿样溃疡的代表性的消化道炎症性疾病，可以列举出肠白塞病（Behcet's disease, BD）、单纯性溃疡（simple ulcer, SU）、巨细胞病毒（cytomegalovirus, CMV）感染等。此外，在克罗恩病（Crohn's disease, CD）、溃疡性结肠炎（ulcerative colitis, UC）、由药物所引起的消化道黏膜损伤、血管炎和合并于自身免疫性疾病的消化道病变等疾病中，深凿样溃疡也可以作为多种内镜表现之一被观察到。在进行这些疾病的诊断时，需在事先考虑到呈类似症状和内镜表现的疾病的同时，综合其他临床信息以后进行鉴别诊断。其中，内镜表现在锁定应鉴别的疾病上极为有用，横向地理解特征性的内镜表现在进行涉及多种炎症性肠病的鉴别诊断上非常重要。因此，本文概述了呈深凿样溃疡表现的代表性疾病，以及在鉴别诊断上的要点。

白塞病（BD）

BD 是以下面 4 种表现为主要症状的慢性复发性的全身性炎症性疾病：①口腔黏膜的复发性阿弗他溃疡；②皮肤症状（结节性红斑、血栓性静脉炎、毛囊炎样皮疹等）；③眼部症状（葡萄膜炎、虹膜睫状体炎等）；④外阴部溃疡。在 3% ~ 25% 的 BD 患者中见有消化道病变，在这种情况下，作为需鉴别诊断的疾病有肠 BD、合并于 BD 的消化道病变、伴于 8 号染色体三体（trisomy 8）的肠病变等。

1. 肠BD

肠 BD 在日本厚生劳动省的 "关于白塞病

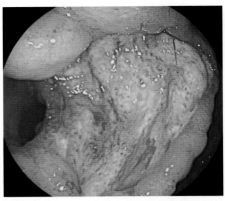

图1 肠BD。50多岁，男性。见有横跨回盲瓣下唇到回肠末端的深凿样溃疡

〔转载自"松浦稔. 自己免疫疾患·膠原病·血管炎など—Trisomy 8に伴う肠病变. 消内視鏡 32：188–189, 2020"〕

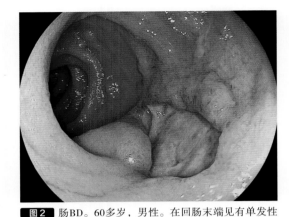

图2 肠BD。60多岁，男性。在回肠末端见有单发性深凿样溃疡

〔转载自"松浦稔. 自己免疫疾患·膠原病·血管炎など—Trisomy 8に伴う肠病变. 消内視鏡 32：188–189, 2020"〕

的调查研究班"所制定的诊断标准中，与神经型、血管型一起被分类为BD的特殊病变。在其诊断标准中被定义为"满足完全型或不完全型标准，在内镜下可以确认病变部位"。肠BD是全身性炎症性疾病——BD的一种疾病类型，即在诊断肠BD时，根据前述诊断标准被诊断为完全型或不完全型BD是前提条件。

肠BD的典型病变是回盲部的圆形或类圆形的深凿样溃疡，如横跨回肠末端、盲肠和回盲瓣样存在，多是比较大的病变（**图1**，**图2**）。肠BD的溃疡病变深度为UI–Ⅲ～Ⅳ，较深，溃疡底部呈深入边缘黏膜下的烧瓶形。另一方面，溃疡周围的黏膜缺乏炎症表现，呈在正常黏膜内，溃疡部分被深凿出来一样的内镜表现，极具特征性。

另外，在组织病理学上，虽然肠BD的溃疡底部也见有坏死组织，但其特征是缺乏肉芽组织和胶原纤维增生之类的组织反应性，这被认为是肠穿孔多的原因之一。另外，在BD患者中也有尽管在回盲部未见典型病变，但在食管和小肠等其他消化道部位见有阿弗他溃疡、糜烂和溃疡等非典型病变的病例。在这种情况下，对照现在的诊断标准，认为不能称为肠BD，作为合并于BD的消化道病变来处理比较

妥当。

2. 伴于8号染色体三体（trisomy 8）的肠病变

骨髓增生异常综合征（myelodysplastic syndrome，MDS）是由于在造血干细胞产生的遗传基因异常而引起异常造血细胞单克隆性增殖，导致外周血的血细胞减少和进行性骨髓衰竭（无效造血）的疾病。据知在MDS患者中见有伴有各种各样的染色体异常，而trisomy 8在约10%的MDS患者中可以被观察到，是发生率较高的染色体异常之一。特别是在MDS和BD的合并病例中，trisomy 8的阳性率极高，达73.7%，而且据报道在trisomy 8阳性的MDS患者中高概率见有类似肠BD的消化道病变。因此，人们认为trisomy 8有可能与肠道病变的发病有关，但其机制尚不明确。

另外，在合并trisomy 8阳性MDS的BD患者中，具有眼部病变的比例和HLA–51阳性率较低，与完全型BD中肠BD的特征类似。但是，关于伴于trisomy 8的肠病变和在肠BD患者中所见有的消化道病变之间的异同，目前尚不明确。另外，内镜下，在trisomy 8阳性的MDS患者中观察到的肠病变与肠BD的典型病变相比，大多为略小型（**图3**），除了深凿样溃疡以外，也呈糜烂、浅溃疡等多种内镜表现。

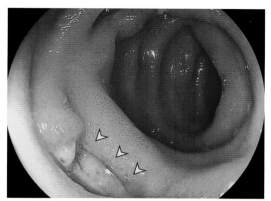

图3 8号染色体三体（trisomy 8）阳性MDS患者的肠病变。70多岁，女性。在回肠远端见有略小型的深凿样溃疡（黄色箭头所指）

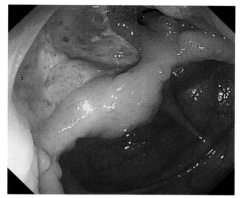

图4 单纯性溃疡（SU）。40多岁，男性。在回盲瓣上部见有单发性深凿样溃疡

单纯性溃疡（SU）

关于 SU 的疾病概念，1979 年武藤提出"将局限于回盲部，多是单发性存在的非特异性慢性深凿样溃疡"作为一个独立的疾病单位定位，此后通过研究被定义为："边界清晰的圆形或卵圆形、下挖趋势明显、好发于回盲瓣上或其附近、组织学上呈慢性活动性的非特异炎症表现的 U1– Ⅳ 的溃疡。"从这可以看出，SU 是基于形态学所提出的疾病概念，其特征与肠 BD 的典型病变极为类似，无论是在内镜下还是通过组织病理学检查都很难对两者进行鉴别（**图 4**）。因此，现状是将尽管见有类似于肠 BD 典型病变的回盲部病变，但不满足完全型或不完全型 BD 诊断标准的病例诊断为 SU。另外，对于症状上不满足 BD 的诊断标准，仅在回盲部见有糜烂和非典型性溃疡等消化道病变（非典型病变），认为不能诊断为肠 BD 和 SU，作为疑诊 BD 比较妥当。

消化道巨细胞病毒感染

CMV 在人体内表现出广泛的组织亲和性，可感染巨噬细胞、血管内皮、上皮细胞、成纤维细胞等各种细胞。通常在幼年时期 CMV 首次感染（几乎均为非显性感染），此后终生潜伏感染。然而，对造血干细胞移植和器官移植

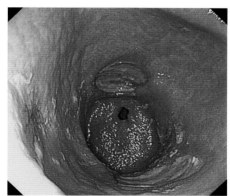

图5 CMV胃炎。50多岁，男性。在胃窦小弯及大弯处见有深凿样溃疡
〔转载自"松浦稔，他. サイトメガロウイルス感染症—最近の知见. INTESTINE 23：167–173, 2019"〕

后、获得性免疫缺陷综合征、化学疗法、类固醇和免疫抑制药治疗中的患者、老年人等，在各种环境下引起 CMV 重新激活，有时会引起严重的器官损伤（CMV 感染性疾病）。消化道是 CMV 感染性疾病的好发脏器之一，从食管到大肠的各个部位都可发生消化道病变。一般认为，CMV 感染血管内皮细胞，因其损伤所引起的血流障碍而容易形成溃疡病变。作为 CMV 消化道病变的特征性内镜表现，以前就知道有深凿样溃疡，而最近报道有圆形或卵圆形溃疡、环状趋势的溃疡、带状溃疡、纵行溃疡、地图

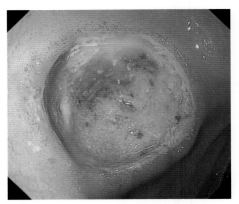

图6 CMV十二指肠炎。60多岁，女性。在十二指肠球部前壁见有深凿样溃疡
〔转载自"松浦稔，他. サイトメガロウイルス感染症—最近的知見. INTESTINE 23：167-173, 2019"〕

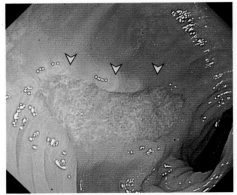

图7 CMV结肠炎。50多岁，女性。在降结肠见有穿孔样的纵行溃疡（黄色箭头所指）
〔转载自"松浦稔，他. サイトメガロウイルス感染症—最近的知見. INTESTINE 23：167-173, 2019"〕

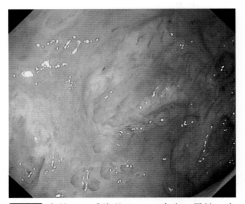

图8 合并CMV感染的UC。60多岁，男性。在乙状结肠见有大面积的地图状溃疡
〔转载自"松浦稔，他. サイトメガロウイルス感染症—最近的知見. INTESTINE 23：167-173, 2019"〕

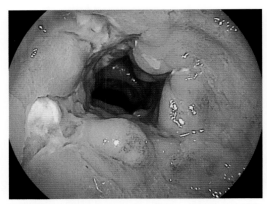

图9 小肠型CD。30多岁，男性。在回肠末端见有多个边界清晰的纵行溃疡。周围黏膜水肿明显

状溃疡等，呈现各种各样的形态（**图5～图7**）。

另外，据报道CMV感染常常合并于UC患者，这种情况下与UC的活动性相互作用呈丰富多彩的内镜表现，难以仅通过内镜表现鉴别UC本身伴于高活动性的溃疡性病变和合并CMV感染所导致的溃疡性病变（CMV肠炎）（**图8**）。另外，除了溃疡病变以外，还需要注意有时会出现发红、阿弗他溃疡、糜烂等非特异性表现。CMV消化道病变的内镜表现有可能因患者的基础疾病、治疗药物、CMV感染的诊断方法和诊断时间等的不同而不同，在进行其诊断时不仅要依据内镜表现，也要充分考虑各种临床信息进行鉴别诊断，这一点非常重要。

克罗恩病（CD）

对CD诊断最有用的内镜表现是纵行溃疡和铺路石征（铺路石状外观），在日本"关于难治性炎症性肠病的调查研究班"制定的CD诊断标准中也是主要表现之一。纵行溃疡是沿肠管长轴方向的溃疡的称呼，除了CD以外，在缺血性肠炎、感染性肠炎、UC等其他疾病患者中也可以观察到纵行溃疡。然而，在CD患者中所观察到的纵行溃疡的特征是溃疡较深，有时伴有周围黏膜的牵拉，而溃疡周围的黏膜正常，即不连续性溃疡（discrete ulcer），以及活动性病变非连续性存在，即跳跃性病变（skip lesion）等（**图9**，**图10**）。

另一方面，CD 的溃疡病变的周围虽然被正常黏膜所覆盖，但常常呈水肿状，与肠 BD 的典型病变深凿样溃疡略有不同。典型性 CD 的纵行溃疡具有 4 cm 以上的长度，多为多发性，在小肠好发于肠系膜附着侧（内镜观察时的 12 点方向）。其形态从细长的线状到较宽的带状，有时大致呈全周性，形态多种多样。另外，在 CD 患者中多可以观察到活动性溃疡和瘢痕表现的混合存在。此外，在 CD 患者的上消化道还常常可见活动性病变，在日本的 CD 诊断标准中，也将"特征性的胃 / 十二指肠病变"列为次要表现之一。

据知最具代表性的 CD 的上消化道病变是"竹节状外观"和"凹槽样凹陷"，但有时也会观察到深凿样胃溃疡（**图11**）。与通常的良性溃疡相比，CD 的溃疡边缘一般不出现再生上皮，呈不规则形，对胃酸分泌抑制剂表现出治疗抵抗性等，这些都是诊断的线索。

非甾体抗炎药相关性肠炎

非甾体抗炎药（nonsteroidal anti-inflammatory

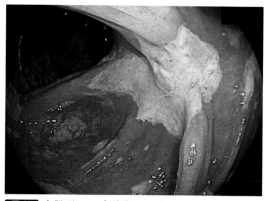

图10 大肠型CD，合并类风湿关节炎病例。60多岁，男性。在降结肠观察到具有纵行趋势的带状溃疡。针对类风湿关节炎正在用赛妥珠单抗（Certolizumab Pegol, CIMZIA®）治疗中

drugs，NSAIDs）是造成消化道黏膜损伤的原因，常常引起出血、穿孔、狭窄、蛋白渗漏等，在临床上也是一个问题。NSAIDs所引起的主要消化道病变多种多样，有阿弗他溃疡、糜烂、溃疡等，多可以观察到多发性。NSAIDs所引起的溃疡性病变呈圆形或类圆形、环状、不规则形、地图状、纵行等各种各样的形态，但多为溃疡底部浅、边界清晰的病变。但是，由于环状狭窄的瘢痕化会引起膜样狭窄，有时是造成肠梗阻的原因。另外，溃疡周围的黏膜正常，特别是在小肠下部，有时可以观察到边界清晰的深凿样溃疡（**图12**）。在诊断时，发病

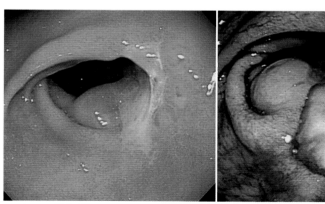

a | b　**图11** CD的胃病变。10多岁，男性。**a**：常规内镜像；**b**：靛胭脂染色像。在胃角部后壁见有的深凿样溃疡。在溃疡周围未见再生上皮出现

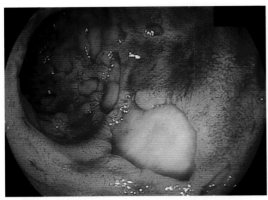

图12 NSAIDs相关性肠炎。20多岁，女性。在回肠末端见有多发性深凿样溃疡

前的NSAIDs用药史和中止用药后的改善等是本病重要的表现。

结语

　　本文概述了呈深凿样溃疡表现的代表性的炎症性肠病及其鉴别要点。炎症性肠病的诊断，基本上是排除诊断，不仅要理解各个疾病，还需要横向整理呈类似内镜表现的各种各样的疾病，熟知其特征和鉴别要点。近年来接连不断地提出多发性非特异性小肠溃疡、家族性地中海热相关性肠炎、分子靶标药物和免疫检查点抑制剂所引起的肠炎等新的疾病概念，可以预见今后消化道的炎症性疾病也会越来越涉及多个方面。希望本文能有助于对炎症性肠病进行系统性、针对性的鉴别。

参考文献

[1]吉田雄一郎，蔵原晃一．打ち抜き潰瘍（punched-out ulcer）．胃と腸 52: 677, 2017.

[2]Sakane T, Takeno M, Suzuki N, et al. Behçet's Disease. N Engl J Med 341: 1284–1291, 1999.

[3]難病情報センター．ベーチェット病診断基準．ベーチェット病（指定難病56）https://www.nanbyou.or.jp/entry/330（2021年8月31日閲覧）.

[4]松浦稔．自己免疫疾患・膠原病・血管炎など―Trisomy 8に伴う腸病変．消内視鏡 32: 188–189, 2020.

[5]田中正則．臨床・病理―腸管Behcet病の病理．医のあゆみ 215: 77–82, 2005.

[6]Bayraktar Y, Ozaslan E, Van Thiel DH. Gastrointestinal manifestations of Behcet's disease. J Clin Gastroenterol 30: 144–154, 2000.

[7]Hayashida M, Miyoshi J, Mitsui T, et al. Elevated fecal calprotectin and lactoferrin associated with small intestinal lesions in patients with Behçet disease. J Gastroenterol Hepatol 35: 1340–1346, 2020.

[8]久松理一．腸管ベーチェット病の疫学と診断基準．Intestine 23: 481–486, 2019.

[9]Lin Y-C, Liang T-H, Chang H-N, et al. Behçet disease associated with myelodysplastic syndrome. J Clin Rheumatol 14: 169–174, 2008.

[10]Toyonaga T, Nakase H, Matsuura M, et al. Refractoriness of intestinal Behçet's disease with myelodysplastic syndrome involving trisomy 8 to medical therapies—our case experience and review of the literature. Digestion 88: 217–221, 2013.

[11]武藤徹一郎．いわゆる"Simple Ulcer"とは．胃と腸 14: 739–748, 1979.

[12]渡辺英伸，遠城寺宗知，八尾恒良．回盲弁近傍の単純性潰瘍の病理．胃と腸 14: 749–767, 1979.

[13]大川清孝，青木哲哉，上田渉，他．サイトメガロウイルス腸炎と潰瘍性大腸炎に合併するサイトメガロウイルス腸炎．日本大腸肛門病会誌 71: 470–481, 2018.

[14]松浦稔，本澤有介，山本修司，他．サイトメガロウイルス感染症―最近の知見．INTESTINE 23: 167–173, 2019.

[15]Yoshino T, Nakase H, Ueno S, et al. Usefulness of quantitative real-time PCR assay for early detection of cytomegalovirus infection in patients with ulcerative colitis refractory to immunosuppressive therapies. Inflamm Bowel Dis 12: 1516–1521, 2007.

[16]「難治性炎症性腸管障害に関する調査研究」久松班．潰瘍性大腸炎・クローン病診断基準・治療指針，令和2年度改訂版．厚生労働科学研究費補助金難治性疾患政策研究事業，令和2年度分担研究報告書，2021 http://www.ibdjapan.org/pdf/doc01.pdf（2021年8月31日閲覧）.

[17]井田陽介，細江直樹，今枝博之，他．NSAIDsによる上部・下部消化管傷害の内視鏡像とその特徴．日臨 69: 972–975, 2011.

[18]大塚和朗，竹中健人，長堀正和．治療行為に伴う大腸粘膜傷害―NSAID腸炎．消内視鏡 32: 216–217, 2020.

Summary

Punched-out Ulcers

Minoru Matsuura[1], Tadakazu Hisamatsu

A punched-out ulcer is recognized as a deep ulcer with well-defined, cliff-like margins. Diseases and disorders symptomized by these ulcers include Behçet's disease, Crohn's disease, ulcerative colitis, cytomegalovirus gastroenteritis, NSAIDs-induced enteritis, and Trisomy 8.

Additionally, simple ulcers may also have a punched-out appearance. Relying purely on endoscopic findings, it can be challenging for practitioners to distinguish between the aforementioned conditions ; however, cross-sectional data on their unique characteristics have proven useful in determining diagnoses. In this article, we review diseases that present with punched-out ulcers and discuss their key features as a means to improve upon current assessments and therapies.

[1]Department of Gastroenterology and Hepatology, Kyorin University School of Medicine, Tokyo.

炎症性肠病的影像表现和鉴别诊断
——以阿弗他溃疡、糜烂为主体的病变

城代 康贵 [1]

长坂 光夫

大宫 直木

摘要 ● 由于在肠道的各种疾病中都可以产生阿弗他溃疡、糜烂，所以掌握其内镜下的特征对诊断来说很重要。在克罗恩病（Crohn's Disease, CD）的初期内镜表现中，阿弗他溃疡、糜烂的纵行排列是其特征。阿米巴痢疾呈好发于盲肠、直肠的伴有白苔的章鱼疣状溃疡。为了诊断，需进行组织活检、大便涂片检查。艰难梭菌肠炎的特征是引起发红、糜烂、溃疡、伪膜，而在没有伪膜的病例中仅靠内镜表现诊断是很困难的。NSAIDs相关性肠病变大致可分为溃疡型和肠炎型，而且溃疡型有时还合并膜样狭窄；其组织病理学表现的特征是隐窝的凋亡和嗜酸性粒细胞浸润，在仅靠活检不能诊断的情况下，重要的是排除其他疾病、询问药物服用史、确认停药后的改善表现。

关键词 糜烂 阿弗他痢疾 克罗恩病 阿米巴痢疾 NSAIDs 相关性肠病变

[1] 藤田医科大学消化器内科 〒 470–1192 豊明市沓掛町田楽ヶ窪 1 番地 98

前言

　　"阿弗他溃疡"的定义尚不明确，根据《消化系统内镜术语集（第 4 版）》，被定义为："黄色或白色斑，常常伴有红晕的炎症性变化，有时用肉眼很难确认黏膜表层的缺损。"还有，根据《胃和肠用语词典》，被定义为，"指圆形或卵圆形的溃疡，有红晕包绕其周围的病变"，红晕和黏膜缺损的有无是因人而异的模糊的表现。

　　另一方面，所谓的"糜烂"是指不超过黏膜肌层的浅层黏膜的组织缺损。阿弗他溃疡和糜烂这两种表现在临床上可发生于各种各样的疾病，由于几乎可作为所有肠炎的初期病变而发生，因此其鉴别非常重要。本文就以阿弗他溃疡、糜烂为主体的各种疾病的内镜表现的特征进行介绍。

克罗恩病（CD）

　　作为常见的克罗恩病（Crohn's disease, CD）的内镜特征是：在小肠，纵行溃疡发生于肠系膜附着侧；在大肠，沿结肠带可以观察到纵行溃疡，从升结肠到回肠末端为好发部位。

　　虽然纵行溃疡和铺路石征是 CD 的主要表现，但作为初期病变可以观察到阿弗他溃疡和小溃疡等病变。作为 CD 的初期病变，不规则形的小溃疡也是经常可以观察到的表现。阿弗他溃疡本身是非特异性表现，除了 CD 以外，在许多疾病患者中都可以观察到，但在 CD 患者的特征是这些阿弗他溃疡和小溃疡、不规则

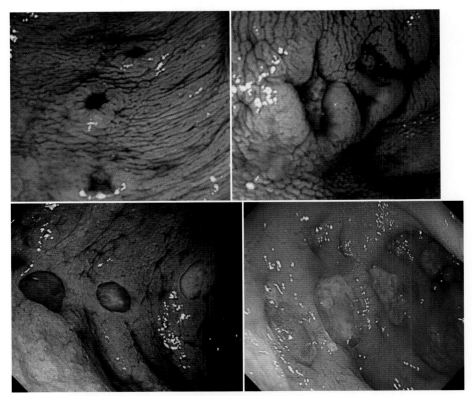

<table>
<tr><td>a</td><td>b</td></tr>
<tr><td>c</td><td>d</td></tr>
</table>

图1 纵行排列的克罗恩病的初期病变（回肠下段）

a 阿弗他溃疡（靛胭脂染色像）。

b 不规则形溃疡（靛胭脂染色像）。

c 类圆形溃疡（靛胭脂染色像）。

d 类圆形溃疡。

〔a、b：转载自"長坂光夫，他. 小腸炎症性疾患—Crohn病. 胃と腸 43：581–590，2008"；c：转载自"長坂光夫，他. Crohn病小腸病変に対する治療効果—インフリキシマブの黏膜治癒效果. 胃と腸 45：1642–1655，2010"；d：转载自"長坂光夫，他. Crohn病の内視鏡所見. 胃と腸 48：631–635，2013"〕

形溃疡沿着肠管的长轴方向纵向排列，是现行诊断标准的次要表现之一（**图1**）。在未见典型性表现、需要与其他疾病相鉴别的病例中和仅见初期病变阿弗他溃疡及小溃疡的诊断困难的病例中，由于自阿弗他溃疡取材活检的肉芽肿的检出率在直肠、盲肠、回肠末端比较高，因此最好是从这些部位取材进行活检。因为通过制作连续切片可以提高诊断率，所以最好是由精于消化道解剖的病理医生进行判断，但由于仅通过大肠活检对上皮样细胞肉芽肿的检出率低，因此也可以通过实施上消化道活检来提高检出率。胃十二指肠病变的特征是以胃贲门

部为中心的竹节状外观和十二指肠等的凹槽样凹陷，是现行诊断标准的次要表现之一。

另一方面，在缓解期，溃疡会发生上皮化并留下瘢痕，但有时阿弗他溃疡和小溃疡等浅层糜烂性变化会完全消失。还可以观察到由多发性溃疡瘢痕所引起的假憩室样的变形和瘢痕收缩所导致的管腔的狭小化。铺路石征和溃疡边缘等的卵石状隆起也发生平坦化而变得不明显，但有时病变作为小息肉而残存，会呈现息肉的表现。CD是一种反复缓解和复发的慢性疾病，根据时期的不同，除了典型病变发生瘢痕化外，有时也可以观察到初期病变的阿弗他

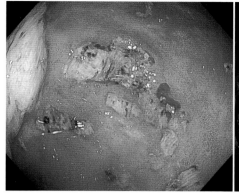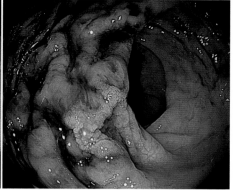

a | b 　**图2** 阿米巴痢疾
　a 盲肠底部伴有红晕的、污秽的多发性糜烂、溃疡。
　b 直肠下段伴有白苔的章鱼疣状溃疡（靛胭脂染色像）。

溃疡。

阿米巴痢疾

　　本病是由于直接接触有溶组织内阿米巴（*Entamoeba histolytica*）感染包囊的肛门，或通过肛交和用接触过肛门的手接触口腔等性接触所引起的粪口感染，以及经口摄取被感染包囊污染的饮食物所引起的经口感染而发病。其特征是草莓果冻状的黏血便。在小肠下段为营养型；在大肠，特别是在盲肠成熟而分裂、增殖。然后侵入黏膜，使之陷于坏死状态，呈深凿样溃疡。多好发于盲肠和直肠，多见于两个部位或其中的一个部位。

　　内镜表现典型的是从伴有红晕的、污秽的多发性阿弗他溃疡开始（**图2a**），当进展时呈伴有白苔的章鱼疣状溃疡（**图2b**）。当病情发展时溃疡呈全周性，典型表现变得不明显。好发部位为盲肠，这一点与CD相同，而作为不同点可以列举出有糜烂、阿弗他溃疡的分布无规律以及溃疡本身很污秽等。

　　据报道，组织活检和粪便涂片检查常被用于诊断，它们的检测灵敏度分别为88%和37%。由于在白苔部存在大量阿米巴虫体，活检时从白苔部取材。在诊断困难的情况下，需要考虑进行多次检查，或者对于重症病例不等

待诊断结果而先行治疗。另外，在因未治疗而慢性化的情况下，有时可能被误认为是溃疡性结肠炎，所以鉴别诊断非常重要。还有，本病被规定为传染病防治法第5类传染病，确诊的医生有义务在诊断后7日内向最近的卫生防疫站申报。

艰难梭菌感染（CDI）

　　艰难梭菌（*Clostridioides difficile*）是一种兼性厌氧革兰阳性杆菌，可引起艰难梭菌感染（*Clostridioides difficile* infection，CDI），发生腹泻和伪膜性肠炎。其作为医疗相关性感染性腹泻病致病菌的情况最多，患病率为每年每10,000名患者中有7.4人发病。近年来以欧美为中心，由于艰难梭菌强毒株（027株）的流行，死亡人数增加，是一个大的问题。在治疗方面，除了传统的甲硝唑、万古霉素外，近年来还可使用非达米星（Fidaxomicin）和抗毒素B单克隆抗体等新型药物。另外，对于多次复发的病例，虽然有多篇来自欧美的关于粪便移植有效性的报道，但在日本目前尚处于试验性医疗阶段，尚未被纳入保险范围。

　　作为内镜表现的特征，由于艰难梭菌所致的黏膜损伤，在肠黏膜上引起被称为伪膜的白色～黄白色的结节状或半球状隆起（**图3a**）。

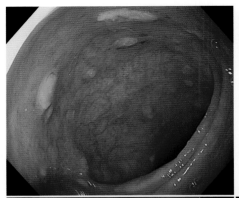

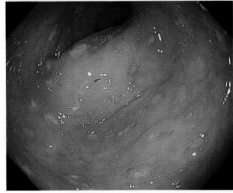

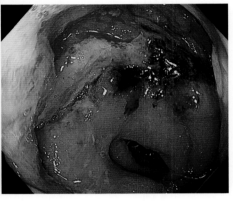

图3 艰难梭菌感染（CDI）

a 直肠上段。白色至黄白色的结节状或半球状隆起（伪膜）。
b 直肠下段。伴有红晕的小溃疡。
c 直肠下段。呈半周性溃疡的难治性病例。

a	
b	c

除了伪膜以外，有时还呈息肉样隆起、阿弗他溃疡、溃疡等多种形态（**图3b、c**）。在轻症病例中，既有像非特异性肠炎一样仅有水肿、发红、粗糙黏膜等轻微变化的，也有呈正常表现的，内镜诊断比较困难。当病情加重时，伪膜呈膜型、地图状融合、全周性扩展。清水等报道，本病可分为伪膜型、非伪膜型和正常型，患者的比例数分别为60%、30%和10%。根据伪膜的形状不同进行分类，隆起型为26.7%，小型/平板型为46.7%，膜型为6.7%。但也有报道指出，不一定会呈典型的伪膜表现。

另外，在内镜检查时，由于使用肠道清洗液，有可能导致伪膜剥落。病变的好发部位是大肠远端（直肠~乙状结肠），但也有在整个大肠可以观察到伪膜的情况，以及仅限于深部大肠的病例。由于大多数病例可通过便中CD毒素/GDH、便培养、临床经过等进行诊断，不一定需要内镜检查，但合并炎症性肠病等的病例也有很多，这种情况下内镜表现对诊断是有用的。

NSAIDs相关性肠病变

非甾体抗炎药（nonsteroidal anti-inflammatory drugs，NSAIDs）相关性肠病变被定义为由NSAIDs所引起的正常小肠或大肠的黏膜病变，根据其存在部位被分为小肠病变和大肠病变。由于NSAIDs相关性肠病变的肉眼表现和组织病理学表现停留于非特异性表现阶段，因此在诊断时需要与其他药物性肠炎一样，满足下面的所有条件：①肠病变（溃疡、肠炎；**图4a**）的确认；② NSAIDs 使用史的确认；③排除其他疾病（包括组织病理学、细菌学的排除诊断

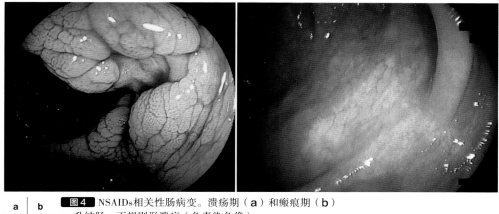

图4 NSAIDs相关性肠病变。溃疡期（**a**）和瘢痕期（**b**）
a 升结肠。不规则形溃疡（色素染色像）。
b 升结肠。溃疡瘢痕（停用NSAIDs 7个月后）。

在内）；④确认通过停用 NSAIDs 而病变治愈或好转（**图 4b**）。根据内镜表现，大肠病变大致被分为溃疡型和肠炎型，溃疡型再进一步根据是否合并膜样狭窄而分为两种。

溃疡型患者有数月以上的 NSAIDs 使用史，多以便血 / 血便为就诊原因，但也有不少缺乏自觉症状或仅有贫血的病例。溃疡好发于回盲部附近，其形态有小溃疡、圆形溃疡、地图状溃疡、不规则形溃疡等多种形态，这些病变的分布与肠系膜的位置无关也是特征之一。膜样狭窄的合并具有长达数年的长期 NSAIDs 使用史，有时也会出现狭窄症状（**图 5**）。特别是服用昔康类 NSAIDs 者和 NSAIDs 代谢酶基因 *CYP2C9* 多型携带者容易引起膜样狭窄。肠炎型则是在开始服用 NSAIDs 后数周内以腹泻、发热为主要症状急性发病。

其他病变

此外，在白塞病（Behçet's disease）、耶尔森菌肠炎、肠结核、缺血性肠炎（动脉系统缺血所引起的升结肠溃疡）等疾病患者中也可以观察到阿弗他溃疡、糜烂。

白塞病的特征性内镜表现是回盲瓣开大，在回肠末端是约占半周的圆形或卵圆形、下挖趋势明显的深凿样深溃疡。耶尔森菌肠炎好发

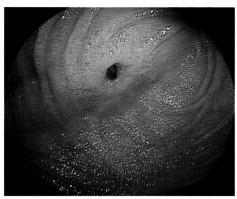

图5 NSAIDs相关性肠病变。空肠中部的膜样狭窄

于回盲部，其特征是淋巴滤泡和 Peyer 斑的肿大和糜烂。肠结核好发于回盲部、升结肠，由于溃疡沿淋巴运行向肠管的短轴方向进展，呈环状溃疡和带状溃疡。另外，由于治愈趋势明显，活动性和非活动性的表现混合存在也是其特征之一。还有，由动脉系统缺血所引起的升结肠的缺血性肠炎与通常的缺血性结肠炎不同，呈环状～带状溃疡，可以观察到在肠系膜对侧宽度变宽变深、朝向肠系膜侧变浅变窄的趋势。

结语

由于阿弗他溃疡和糜烂在各种各样的疾病

患者中和病况下均可产生，因此在其鉴别上也经常有遇到困难的情况。在这些疾病的鉴别上，除了病变的形状、部位／环周性等内镜表现之外，需要积极地进行组织活检和细菌培养，向患者详细地询问生活史、性行为史、药物内服史等病史。另外，治疗后的内镜表现的变化也很重要。

参考文献

[1]日本消化器内視鏡学会用語委員会（編）．消化器内視鏡用語集，第4版．日本消化器内視鏡学会，2018.
[2]八尾恒良（監），「胃と腸」編集委員会（編）．胃と腸用語事典．医学書院，2002.
[3]図説 胃と腸用語集2012．胃と腸 47: 759–801, 2012.
[4]長坂光夫，平田一郎．小腸炎症性疾患—Crohn病．胃と腸 43: 581–590, 2008.
[5]長坂光夫，平田一郎，藤田浩史，他．Crohn病小腸病変に対する治療効果—インフリキシマブの粘膜治癒効果．胃と腸 45: 1642–1655, 2010.
[6]長坂光夫，平田一郎．Crohn病の内視鏡所見．胃と腸 48: 631–635, 2013.
[7]日比紀文（編）．炎症性腸疾患．医学書院，pp 69–70, 2010.
[8]Aristizábal H, Acevedo J, Botero M. Fulminant amebic colitis. World J Surg 15: 216–221, 1991.
[9]Nagata N, Shimbo T, Sekine K, et al. Combined endoscopy, aspiration, and biopsy analysis for identifying infectious colitis in patients with ileocecal ulcers. Clin Gastroenterol Hepatol 11: 673–680, 2013.
[10]Kato H, Senoh M, Honda H, et al. Clostridioides（Clostridium）difficile infection burden in Japan: a multicenter prospective study. Anaerobe 60: 102011, 2019.
[11]Kelly CR, Khoruts A, Staley C, et al. Effect of fecal microbiota transplantation on recurrence in multiply recurrent *Clostridium difficile* infection: a randomized trial. Ann Intern Med 165: 609–616, 2016.
[12]清水誠治，小木曽聖，池田京平，他．抗菌薬起因性の大腸炎．消内視鏡 31: 918–923, 2019.
[13]Bjarnason I, Hayllar J, Macpherson AJ, et al. Side effects of nonsteroidal anti–inflammatory drugs on the small and large intestine in humans. Gastroenterology 104: 1832–1847, 1993.
[14]松本主之，飯田三雄，蔵原晃一，他．NSAID起因性下部消化管病変の臨床像—腸炎型と潰瘍型の対比．胃と腸 35: 1147–1158, 2000.
[15]Ishihara M, Ohmiya N, Nakamura M, et al. Risk factors of symptomatic NSAID–induced small intestinal injury and diaphragm disease. Aliment Pharmacol Ther 40: 538–547, 2014.

Summary

Endoscopic Features of Bowel Diseases that Present Aphthae and Erosions

Yasutaka Jodai[1], Mitsuo Nagasaka, Naoki Ohmiya

Since aphthae and erosions occur in various diseases, it is important to understand their endoscopic characteristics for diagnoses. The early lesions of Crohn's disease are characterized by tandem alignment. Amebic colitis is characterized by the appearance of octopus–like ulcers with white moss that often develop in the cecum and rectum. Endoscopic biopsies and stool smears are required for diagnosis. *Clostridioides difficile* infection is characterized by redness, erosion, ulcers, and pseudomembranes, but in cases without pseudomembranes, it is difficult to diagnose using endoscopic findings alone. NSAID–induced enteritis is typically classified into ulcer–type and enteritis–type, and the ulcer–type may be complicated by membranous stenosis. Further, histopathological images may be characterized by crypt apoptosis and eosinophil infiltration, making diagnosis difficult using biopsy alone. Therefore, it is important to take a detailed history of prescribed medicines and comorbidities and to confirm if there is patient improvement following discontinuation of the drug.

[1]Department of Gastroenterology, School of Medicine, Fujita Health University, Toyoake, Japan.

炎症性肠病的影像表现和鉴别诊断
——弥漫性炎症

菊池 英纯 [1-2]

三上 达也 [1-3]

樱庭 裕丈 [2]

平贺 宽人

莲井 桂介

村井 康久

星 健太郎

浅利 享

泽田 洋平

宫泽 邦昭

立田 哲也

珍田 大辅

泽谷 学

花畑 宪洋

明本 由衣 [4]

福田 真作 [2]

摘要●本文概述了在炎症性肠病的鉴别诊断中应注意的、呈弥漫性炎症的代表性疾病。对于怀疑为炎症性肠病，特别是怀疑为溃疡性结肠炎的病例，弥漫性肠炎的鉴别诊断非常重要。弥漫性炎症不是疾病的特异性表现，而是由于各种各样的病因所引起的多种黏膜表现的区域性扩展。在急性炎症，感染性肠炎和药物性肠炎是主要的鉴别疾病。在慢性炎症，以溃疡性结肠炎为中心，还应考虑MEFV基因相关性肠炎、憩室性结肠炎（diverticular colitis）、AA淀粉样变性等。特别是对于慢性诊治的病例，重要的是仔细查找溃疡性结肠炎的非典型表现，经时性地进行诊断。

关键词 弥漫性炎症 溃疡性结肠炎 *MEFV* 基因相关性肠炎 憩室性结肠炎 AA 淀粉样变性

[1] 弘前大学医学部附属病院光学医療診療部 〒036-8563 弘前市本町 53
E-mail : hidezumi@hirosaki-u.ac.jp
[2] 弘前大学大学院医学研究科消化器血液内科学講座
[3] 同 附属健康未来イノベーションセンター
[4] 弘前大学医学部附属病院病理部

前言

所谓的弥漫性炎症是指不论病变的形态如何，炎症不局限于局部而大范围扩展的状态。在弥漫性扩展的结肠炎的鉴别上，临床经过（急性或慢性）至关重要。在急性炎症方面，感染性肠炎和药物性肠炎是主要的鉴别疾病；在慢性炎症方面，以溃疡性结肠炎（ulcerative colitis，UC）为中心，应考虑广义的炎症性肠病。除了内镜表现外，还需要根据组织病理学表现、全身症状、血液检查、细菌检查等各种信息进行综合性诊断。弥漫性结肠炎的多种多样的内镜表现和在病变扩展区域也有疾病特征性的表现，在其鉴别上肠镜检查是必需的。

溃疡性结肠炎（UC）

根据"关于难治性炎症性肠病的调查研究"班的诊断标准，UC 被定义为"主要侵入黏膜，常常形成糜烂或溃疡的原因不明的大肠的弥漫性非特异性炎症"，原则上病变从直肠一直连续。活动期的内镜表现反映疾病的轻重程度，在轻度病变见有血管纹理消失、细小颗粒状黏膜、发红、阿弗他溃疡、小黄点等（**图 1a**）；在中度病变出现黏膜粗糙、糜烂、小溃疡、易

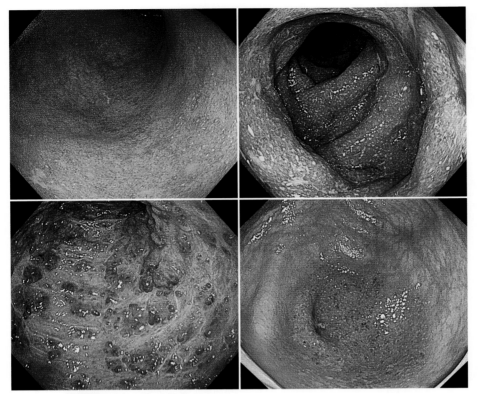

图1 UC活动期的内镜像

a｜b
c｜d

a 轻度。在远景观察中黏膜发红，血管透见征消失，在细小颗粒状黏膜上见有小黄点。
b 中度。在易出血性的黏膜上附着有脓性黏液，水肿状的黏膜上散在有小溃疡。
c 重度。虽残留有少量黏膜，但广泛性见有溃疡。
d 阑尾开口部周围的病变，阑尾周围红斑（peri-appendiceal red patch）。

出血性（接触出血）、黏血脓性分泌物附着等（**图1b**）；在重度病变产生广泛的溃疡和明显的自然出血（**图1c**）。在伴有深陷溃疡的情况下，也容易合并巨细胞病毒（cytomegalovirus，CMV）感染，因此需要注意。即使在非典型的右侧或区域性结肠炎型，炎症范围也多具有区域性。在直肠炎型和左侧肠炎型的溃疡性结肠炎常常可以观察到阑尾开口周围的发红（peri-appendiceal red patch）（**图1d**）。

未分类的炎症性肠病（IBDU）

未分类的炎症性肠病（inflammatory bowel disease unclassified，IBDU）是难以与狭义的炎症性肠病（inflammatory bowel disease，IBD）

克罗恩病（Crohn's disease，CD）和 UC 等相鉴别的疾病，是通过包括内镜表现和活检表现在内的临床表现不能得到确定诊断的疾病。在 IBDU 病例中，虽然起初不满足 CD 和 UC 中任何一种的诊断标准，但随着病程的发展，有时会出现上述某一疾病的特征性表现。见有弥漫性炎症的 IBDU 病例是非典型的 UC 病例，或者 CD 和 UC 样的表现混合存在的病例，需要长期注意观察临床经过（**图2**）。

感染性肠炎

感染性肠炎是由细菌、病毒等病原体所引起的急性炎症，表现有腹痛、腹泻、血便、呕吐、发热等各种症状。在食物中毒病例中，有些病

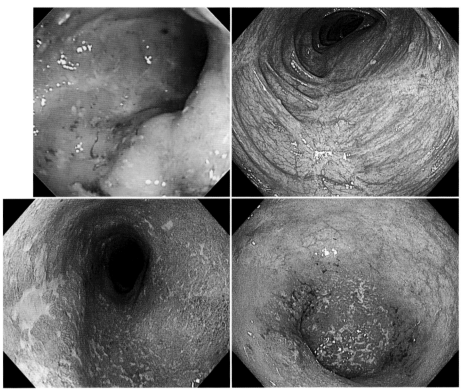

图2 50多岁，男性。发病时在横结肠中部见有纵行的溃疡（**a**）。作为CD开始治疗，虽然溃疡发生了瘢痕化（**b**），但3年后在降结肠（**c**）~直肠乙状部（RS，**d**）出现了区域性UC样弥漫性炎症

a b

图3 弯曲杆菌肠炎。30多岁，男性。自生食牛肝2天后，因发热、恶寒、水样便而就诊，在便培养中发现弯曲杆菌（*Campylobacter sp.*）。在肿大的回盲瓣上见有圆形溃疡（**a**），由于水肿而白浊的黏膜从直肠一直扩展到降结肠（**b**）

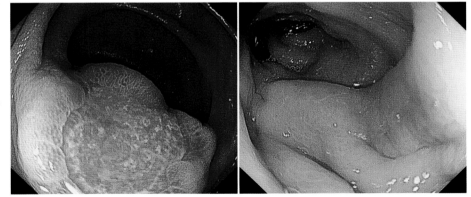

原体的潜伏期较长，在询问病史时需要确认到几天前的进食内容。另外，也有感染途径是性行为所引起的情况，需要仔细问诊。

弯曲杆菌（*Campylobacter sp.*）是细菌性食物中毒的代表性致病菌，在2~5天的潜伏期之后，首先出现发热、头痛、背部痛、头晕、恶寒等前驱症状，接着是腹痛、腹泻、血便等腹部症状。炎症的分布有时也波及包括直肠在内的整个大肠，但最具特征性的内镜表现是回盲瓣上的溃疡（**图3**）。

阿米巴痢疾患者在直肠出现溃疡性病变，其与溃疡性结肠炎之间的鉴别常常是一个问

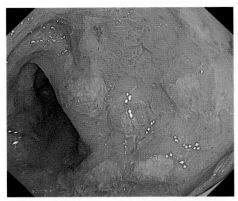

图4 阿米巴痢疾。50多岁，男性。因发热、腹痛、大便软而就诊。从直肠到乙状结肠有多处被脓性黏液所覆盖的糜烂和小圆形溃疡。在溃疡周围可以观察到红晕。在活检中发现了很多阿米巴虫体

题。溃疡底部被污秽的奶油状白苔（不易清洗，具有很强的黏性）所覆盖，周围伴有隆起的章鱼疣状糜烂和发红（**图4**）。

MEFV 基因相关性肠炎

家族性地中海热（familial Mediterranean fever，FMF）是反复发作性发热和浆膜炎的遗传性周期发热综合征之一，已鉴定出 *MEFV* 基因是致病基因。近年来已经阐明，在类似于 UC 和 CD 等炎症性肠病的难治性肠炎中发现了具有 *MEFV* 基因突变的肠炎，引起了人们的关注。其内镜表现多为在直肠不伴有病变的 UC 样的连续病变（**图5**），但也存在 CD 样的纵行溃疡、狭窄病例。周期性发热等全身症状是怀疑本病的契机，秋水仙碱治疗特别有效是其特征。

药物性肠炎

作为药物性肠炎的致病原因，已知的有抗菌药物、非甾体抗炎药（nonsteroidal anti-inflammatory drugs，NSAIDs）和抗癌药物等，确认用药史是确诊的基本要求。在抗生素相关性肠炎中，已知的有青霉素类和头孢类药物所引起的急性出血性结肠炎，以及由菌群交替现象所引起的艰难梭菌感染（*Clostridium difficile* infection，CDI）。近年来随着新型癌症治疗药物免疫检查点抑制剂（immune checkpoint inhibitor，ICI）给药病例的增加，发生于各脏器的免疫相关不良反应（immune-related adverse events，irAE）受到了人们的关注。在 irAE 肠炎，弥漫性地出现发红、糜烂、溃疡等多种炎症表现，内镜下难以与 UC 相鉴别的病例也有很多（**图6**）。对于黏膜缺损范围大的重症病例，有时也需要按照难治性 UC 进行治疗。

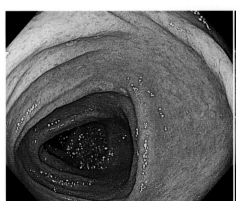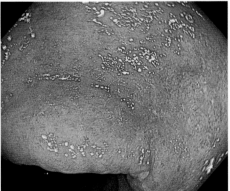

a | b **图5** *MEFV* 基因相关性肠炎。10多岁，男性。因反复发热、上臂痛、上腹痛、腹泻/血便而被儿科介绍来就诊。白浊的粗糙黏膜从直肠乙状部一直弥漫性延伸至横结肠，散在有发红的糜烂。在 *MEFV* 基因的外显子5（S503C）和外显子2（E148Q）见有突变
a 横结肠。
b 降结肠。

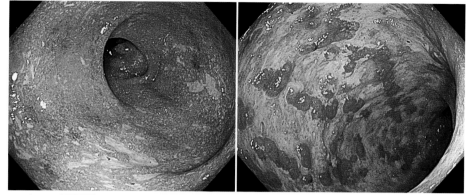

a | b **图6** irAE肠炎。60多岁，男性。用帕博利珠单抗（pembrolizumab）注射液治疗肺癌后出现了血性腹泻。内镜表现怀疑为左侧肠炎型的重症溃疡性结肠炎，但活检在隐窝见有大量的凋亡小体
a 乙状结肠
b 降结肠。

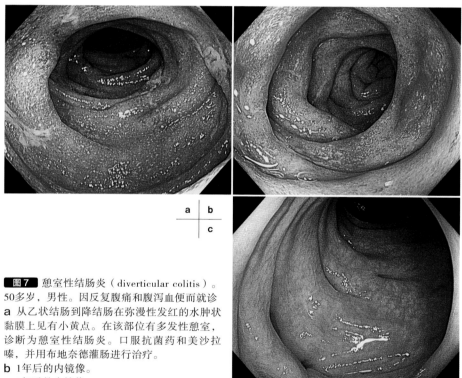

a | b
　| c

图7 憩室性结肠炎（diverticular colitis）。50多岁，男性。因反复腹痛和腹泻血便而就诊
a 从乙状结肠到降结肠在弥漫性发红的水肿状黏膜上见有小黄点。在该部位有多发性憩室，诊断为憩室性结肠炎。口服抗菌药和美沙拉嗪，并用布地奈德灌肠进行治疗。
b 1年后的内镜像。
c 3年后的内镜像。

憩室性结肠炎（diverticular colitis）

憩室是消化道壁的一部分或全层向壁外呈囊状突出的结构，绝大部分大肠憩室是缺乏固有肌层的假性憩室。粪便进入大肠憩室内，由于细菌繁殖而合并憩室炎。多数憩室炎为局限性和一过性，但偶尔也有转为慢性的，特别是在乙状结肠，有出现区域性UC样弥漫性炎症表现的情况，被称为憩室性结肠炎（diverticular

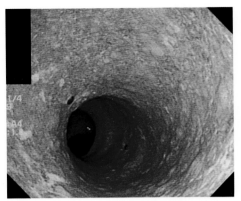

图8 AA淀粉样变性。50多岁，男性。伴于痛风性关节炎的AA淀粉样变性。大肠呈弥漫性发红，见有糜烂。通过全身详细检查，除了消化道以外，在心脏和肾脏也见有淀粉样蛋白沉积

colitis）。仅从病变局部的表现，在内镜下或组织病理学上很难与UC相鉴别，但基本上在直肠未见病变（**图7**）。

AA淀粉样变性

淀粉样变性是由于具有纤维结构的特异性

蛋白——淀粉样蛋白沉积于全身各脏器而引起脏器损伤的一组疾病。向消化道的沉积主要在全身性淀粉样变性可以被观察到，多为淀粉样蛋白A（amyloid A，AA）型和淀粉样蛋白轻链（amyloid-light chain，AL）型。

AA淀粉样变性由于合并于先前的慢性炎症性疾病（类风湿关节炎、成人Still病、FMF等），所以也被称为继发性或反应性淀粉样变性。在本病中，急性期蛋白——血清淀粉样蛋白A（serum amyloid A protein，SAA）通过炎性细胞因子，特别是IL-6从肝脏产生，其代谢产物AA淀粉样蛋白沉积于组织中。

AA淀粉样变性呈难治性腹泻、蛋白丢失性胃肠病、假性肠梗阻等临床表现。由于淀粉样蛋白沉积于黏膜浅层，黏膜为弥漫性粗糙的微小颗粒状，因脆弱而易于引起糜烂、溃疡等（**图8**）。

GVHD肠炎

移植物抗宿主病（graft-verdes-host disease，

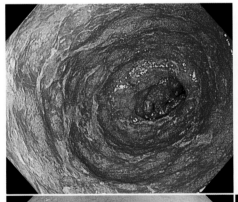

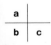

图9 内镜下观察
a GVHD肠炎（重症）。10多岁的男孩。针对Ewing肉瘤在施行HLA半相合移植后出现了水样便。在大肠全域黏膜发红，以水肿状黏膜为背景散在有线状的溃疡。为了与CMV肠炎和TMA相鉴别而进行了活检，在伴有淋巴细胞浸润的隐窝底部见有重度的细胞凋亡。
b GVHD肠炎（轻症）。未满10岁的男孩。在针对急性骨髓性白血病复发的同种血缘HLA半相合外周血干细胞移植后出现了腹泻症状。从直肠到降结肠的黏膜白浊，血管透见征消失，散在有发红。
c b的近距像。可以观察到橘皮征（orange peel appearance）。

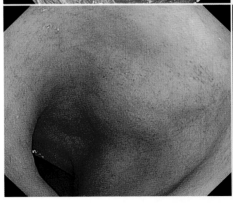

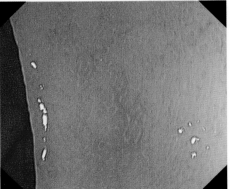

GVHD）是在骨髓移植后，供体淋巴细胞将宿主患者的组织相容性抗原识别为非自体而攻击宿主细胞和脏器的反应，皮肤、肝脏、消化道是主要的靶器官。消化道病变主要在急性 GVHD 患者中可以被观察到，可被分为移植后 100 日以内发病的典型的急性 GVHD 和 100 日以后发病的非典型的急性 GVHD。GVHD 肠炎的好发部位是回肠末端～结肠，内镜下以发红、水肿、糜烂、溃疡等非特异性表现为主（**图 9a**），而黏膜上皮的弥漫性水肿状变化所引起的橘皮征（orange peel appearance）（**图 9 b、c**）、龟甲状黏膜花纹（tortoiseshell pattern）是特征性的。由于还需要与免疫抑制状态下的 CMV 和 EB 病毒（Epstein–Barr virus，EBV）等病毒以及细菌、真菌所引起的感染性肠炎，或移植相关微循环障碍所致的肠道血栓性微血管病（thrombotic microangiopathy，TMA）进行鉴别，所以必须确认组织病理学表现。在 GVHD 肠炎患者中可以观察到淋巴细胞向隐窝浸润所导致的大量上皮细胞的凋亡。

结语

　　弥漫性结肠炎的代表性疾病 UC 在日本逐年增加，不仅是专科医生，是连一般的内科医生也会遇到的疾病。在 UC 的诊断标准中，排除感染性肠炎和其他弥漫性肠炎被视为很重要，记载着对诊断不确定的病例作为"疑诊"处理。也有呈非典型性诊治的病例和多种因素混合在一起的病例，根据长期临床诊治，也有诊断变更的情况。在弥漫性肠炎的诊断中，再次确认临床诊治和给药史是很重要的，通过内镜观察，仔细地找到 UC 的非典型性表现与正确的诊断及治疗有密切关系。

参考文献

[1]「難治性炎症性腸管障害に関する調査研究」久松班．潰瘍性大腸炎・クローン病診断基準・治療指針，令和2年度改訂版．厚生労働科学研究費補助金難治性疾患政策研究事業，令和2年度分担研究報告書，pp 1–3, 2021　http://www.ibdjapan.org/pdf/doc01.pdf（2021年8月11日閲覧）．

[2]Rubin DT, Rothe JA. The peri–appendiceal red patch in ulcerative colitis: review of the University of Chicago experience. Dig Dis Sci　55: 3495–3501, 2010.

[3]梁井俊一，松本主之．IBD unclassified（IBD–U）．消内視鏡　32: 184–185, 2020.

[4]清水誠治．カンピロバクター腸炎．大川清孝，清水誠治（編）．感染性腸炎AtoZ，第2版．医学書院，pp 14–17, 2012.

[5]Arasawa S, Nakase H, Ozaki Y, et al. Mediterranean mimicker. Lancet　380: 2052, 2012.

[6]仲瀬裕志，平山大輔，我妻康平，他．MEFV遺伝子異常に関連する消化管病変．胃と腸　54: 1715–1722, 2019.

[7]Kikuchi H, Sakuraba H, Akemoto Y, et al. A case of nivolu–mab–associated colitis, which relapsed after mucosal healing and was then successfully treated with mesalazine. Immunol Med　42: 39–44, 2019.

[8]江頭由太郎，芥川寛，清水誠治，他．大腸憩室疾患の病理．胃と腸　47: 1072–1082, 2012.

[9]Hokama A, Kishimoto K, Nakamoto M, et al. Endoscopic and histopathological features of gastrointestinal amyloidosis. World J Gastrointest Endosc　16: 157–161, 2011.

[10]日本造血細胞移植学会．造血細胞移植ガイドライン GVHD，第4版．2018　https://www.jshct.com/uploads/files/guideline/01_02_gvhd_ver04.pdf（2021年8月11日閲覧）．

[11]岩男泰，矢島知治，泉谷幹子，他．代表的な免疫異常状態における消化管病変の特徴—消化管GVHD．胃と腸　40: 1172–1184, 2005.

Summary

Endoscopic Features and Differential Diagnosis
of Diffuse Colitis

Hidezumi Kikuchi[1, 2], Tatsuya Mikami[1, 3],
Hirotake Sakuraba[2], Hiroto Hiraga,
Keisuke Hasui, Yasuhisa Murai,
Kentaro Hoshi, Taka Asari,
Yohei Sawada, Kuniaki Miyazawa,
Tetsuya Tatsuta, Daisuke Chinda,
Manabu Sawaya, Norihiro Hanabata,
Yui Akemoto[4], Shinsaku Fukuda[2]

In this study, we reviewed endoscopic features of common diseases that involve diffuse colitis. Various forms of colitis, especially ulcerative colitis, cause diffuse inflammation. Diffuse colitis is not a disease–specific finding. Moreover, inflammation is known to be associated with various mucosal changes. In acute presentation of diffuse colitis, infectious enteritis and drug–induced enteritis are the main differential diagnoses. In chronic presentation of diffuse colitis, in addition to ulcerative colitis, *MEFV* (Mediterranean fever) gene–related enterocolitis, diverticular colitis, AA amyloidosis, and other diseases should be considered. To diagnose diffuse colitis, colonoscopy should be carefully performed. Atypical features of ulcerative colitis can also be identified through colonoscopy.

[1]Division of Endoscopy, Hirosaki University Hospital, Hirosaki, Japan.

[2]Department of Gastroenterology and Hematology, Hirosaki University School of Medicine, Hirosaki, Japan.

[3]Innovation Center for Health Promotion, Hirosaki University Graduate School of Medicine, Hirosaki, Japan.

[4]Department of Anatomic Pathology, Hirosaki University Hospital, Hirosaki, Japan.

炎症性肠病的影像表现和鉴别诊断

——铺路石征、炎性息肉、多发性隆起

佐佐木 贵弘 [1]
上野 伸展
上原 恭子
小林 裕
杉山 雄哉
村上 雄纪
高桥 庆太郎
安藤 胜祥
嘉岛 伸
盛一 健太郎
田边 裕贵
藤谷 干浩

摘要●将溃疡性结肠炎和克罗恩病（Crohn's disease, CD）总称为炎症性肠病。由于慢性反复地形成溃疡和组织再生，其呈多种多样的内镜表现，也有不少病例诊断起来比较困难。本文将聚焦于铺路石征、炎性息肉、多发性隆起等特征性表现，就炎症性肠病的鉴别诊断进行阐释。铺路石征、炎性息肉和多发性隆起均是因背景黏膜的炎症、溃疡和水肿而形成的非肿瘤性变化，所以不是仅着眼于隆起部分，准确地掌握背景黏膜的炎症和并存的纵行溃疡的存在等肠道的整体表现是鉴别诊断的要点。

关键词 铺路石征 炎性息肉 多发性隆起 纵行溃疡 水肿

[1] 旭川医科大学内科学讲座病态代謝・消化器・血液腫瘍制御内科学分野
〒078-8510 旭川市緑が丘東 2 条 1 丁目 1-1
E-mail : taka-sas@asahikawa-med.ac.jp

前言

在克罗恩病（Crohn's disease，CD）和溃疡性结肠炎（ulcerative colitis，UC）等代表性的炎症性肠病（inflammatory bowel disease，IBD）患者中，由于反复的慢性炎症和伴于溃疡形成的周边黏膜的变化而呈现各种各样的影像表现。在本文中，将以在 IBD 可见的特征性表现中的铺路石征、炎性息肉、多发性隆起的鉴别为中心进行阐释。

铺路石征

铺路石征（cobblestone appearance）是卵石状的隆起，是 CD 诊断标准中的主要表现之一。该称呼是源于看上去恰恰就像是用大大小小的石头铺成的人行道。典型所见是在纵行溃疡之间的黏膜上可见多发卵石状的隆起，像铺满了一样（**图 1**）。隆起部分是因黏膜下层的水肿和炎症细胞浸润而引起，黏膜面的炎症表现多较轻。通常，在深部大肠观察到的情况较多，而在小肠较少，但该表现在 CD 中特异性较高。铺路石征是被纵行溃疡包围起来的隆起性变化，在隆起的边缘存在纵行溃疡，这一点与后述的炎性息肉不同。在见有小肠的铺路石征的情况下，最让人怀疑的是 CD，鉴别疾病包括耶尔森菌肠炎和肠结核等。一般 CD 多在肠系膜附着侧存在该表现，这病变的所在部位大多与 Peyer 斑一致，该表现是与耶尔森菌肠炎之间的鉴别要点。

[**病例 1**] 20 多岁，男性。克罗恩病，小肠大肠型。

以肛门部不适为主诉在附近的医院就诊，被怀疑是克罗恩病，于是被介绍到笔者所在科室就诊。在进行的肠镜检查中，从降结肠开始

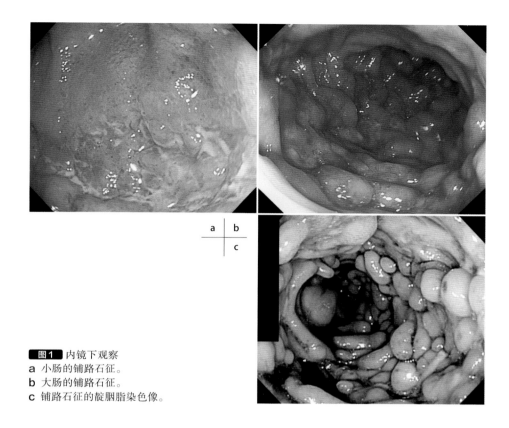

图1 内镜下观察
a 小肠的铺路石征。
b 大肠的铺路石征。
c 铺路石征的靛胭脂染色像。

大范围见有 5 条深陷的纵行溃疡（**图 2a**），越向肛门侧纵行溃疡变得越深，被纵行溃疡包围的中间的黏膜逐渐变得呈相对隆起状（**图 2b**）。在乙状结肠溃疡进一步加深，中间黏膜的隆起变得更加明显，形态逐渐变化为铺路石征（**图 2c、d**）。

如上所述，CD 的铺路石征以纵行溃疡作为初期表现，是随着病情的恶化而变得明显的表现，重要的是以并存的纵行溃疡为指标进行鉴别诊断。

炎性息肉病

炎性息肉是由消化道的炎症所引起的继发性息肉，将炎性息肉多发的病状统称为炎性息肉病。各个炎性息肉的肉眼分型因背景大肠黏膜炎症程度的不同而不同，在炎症的活动期表现为发红，在缓解期多与正常黏膜呈同样颜色。炎性息肉既有通过炎症本身而形成的情况，也有通过在溃疡愈合过程中的炎症性肉芽和过度的黏膜再生而形成的情况。由于这些都不是肿瘤性的变化，所以在炎性息肉多发的情况下被归类为非肿瘤性息肉。

关于与前述的铺路石征的鉴别，铺路石征是被纵行溃疡所包围的残留的正常黏膜，而炎性息肉是炎症本身和再生的黏膜所引起的变化。因此，在活动期息肉本身呈发红、水肿状，在治愈期息肉的边缘上未见溃疡，这是鉴别的要点。但是，铺路石征是表示形态的术语，而炎性息肉是加上了成因和组织病理学表现的术语，两者是从不同的角度出发的。也存在有呈铺路石样形态的炎性息肉病和在构成要素中包含炎性息肉病的铺路石征等表现重叠而难以鉴别的病例。

[**病例 2**] 30 多岁，男性。UC，全结肠型。

以黏液血便、腹泻为主诉在附近医院消化内科就诊，被诊断为全结肠型的 UC 而接受治

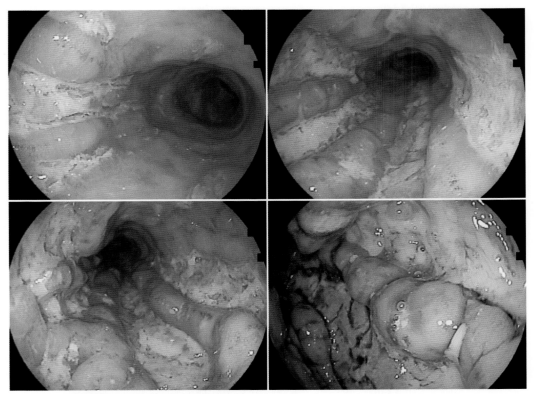

| a | b |
| c | d |

图2 [**病例1**] 克罗恩病的铺路石征

a 5条纵行的溃疡。

b 越往肛门方向溃疡渐渐变得越深，溃疡间的黏膜相对隆起。

c 在乙状结肠，纵行溃疡进一步加深，溃疡间黏膜的隆起也变得明显，呈铺路石征。

d 靛胭脂染色像。

疗，但由于再次发病而被介绍到笔者所在科室就诊。在下消化道内镜检查中，背景黏膜为Mayo评分2分的活跃期黏膜（**图3a**）。在升结肠见有和背景黏膜同样发红并伴有糜烂的半球状隆起（**图3b**）。通过治疗症状减轻，在内镜表现方面，背景黏膜的Mayo评分也改善为1分（**图3c**）。炎性息肉也与背景黏膜为同样的褪色，大小也缩小了一圈（**图3d**）。

[**病例3**] 20多岁，男性。UC，全结肠型。

以血便为主诉去附近的医院就诊，被怀疑是IBD，为了详细检查而被介绍到笔者所在科室就诊。在本科的下消化道内镜检查中诊断为全结肠型的UC。在症状恶化时的下消化道内镜检查中，背景黏膜为Mayo评分2分，整体发红明显，乙状结肠也同样发红明显，呈水肿

状；多发和背景黏膜同样发红的半球状隆起（**图4a**）。通过引入阿达木单抗（Adalimumab）治疗而使症状得到改善，在内镜检查中背景黏膜的Mayo评分也变为0分。多发的炎性息肉也为与背景黏膜同样的褪色，各个息肉也都缩小了（**图4b**）。

像这样，由于伴于IBD的炎性息肉病是伴随慢性炎症而形成的，因此呈现出与背景黏膜相同的颜色。另外，由于炎性息肉病是通过炎症本身或伴于该炎症的水肿而形成的，所以通过炎症的改善和水肿的改善而UC的病情得到改善，随之息肉缩小或消失，这是鉴别的要点。

需要与IBD相鉴别的多发性隆起

将呈现相同组织病理学表现的隆起性病变

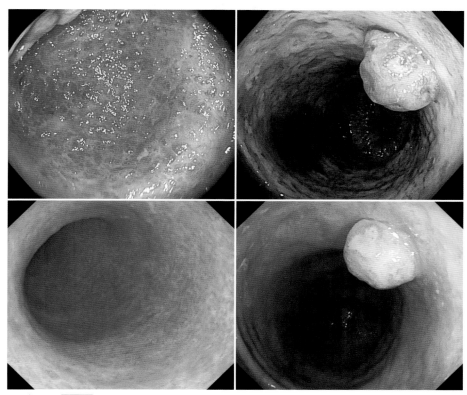

a	b
c	d

图3 ［**病例2**］UC的炎性息肉

a 背景黏膜，Mayo评分2分。

b 和升结肠的背景黏膜一样发红，伴有糜烂的半球状隆起。

c 背景黏膜，Mayo评分1分。

d 炎性息肉也与背景黏膜为同样的褪色，大小也缩小了一圈。

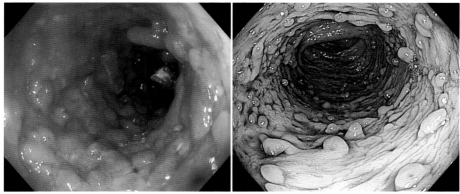

a	b

图4 ［**病例3**］UC的炎性息肉病

a 背景黏膜为Mayo评分2分。在乙状结肠有与背景黏膜同样发红的半球状隆起多发。

b 背景黏膜为Mayo评分0分。多发的炎性息肉也与背景黏膜为同样的褪色调，各个息肉也都分别缩小了。

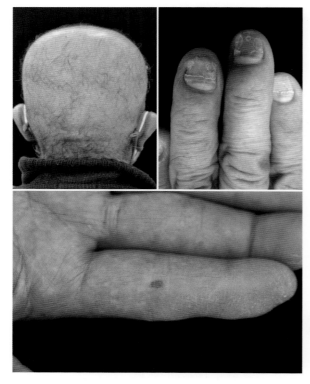

c

图5 [**病例4**]CCS的皮肤症状
a 脱发。
b 指甲萎缩。
c 色素沉着。

在消化道多发的疾病统称为消化道息肉病。被分类为消化道息肉病的疾病多为罕见的疾病，根据有无遗传性和组织病理学特征来分类。在非肿瘤性息肉病中，遗传性息肉病被列举出有幼年性息肉病、Peutz-Jeghers 综合征（Peutz-Jeghers syndrome，PJS）和 Cowden 病（多发性错构瘤综合征），非遗传性息肉病被列举出有炎性息肉病、Cronkhite-Canada 综合征（Cronkhate-Canada syndrome，CCS）、帽状息肉病（cap polyposis）、增生性息肉病、良性淋巴滤泡性息肉病。

1. Cronkhite-Canada综合征（CCS）

CCS 是一种病因不明的非遗传性疾病，在消化道息肉病患者伴有脱发、指甲萎缩、皮肤色素沉着等特征性的皮肤症状。在病程中，有约 90% 的病例会出现某种皮肤症状。息肉好发于胃和大肠，在食管很少见。作为息肉的形态，典型病例的胃内密集存在数毫米大小的半球状红色隆起，被表述为鲑鱼子状外观。另一方面，

虽然在大肠密集存在发红的无蒂性到亚蒂性的息肉，但当与胃内病变相比时，各个息肉略大型，表述为草莓状。组织病理学上为错构瘤性息肉，以黏膜固有层为主体，见有腺管的囊肿样扩张和水肿、炎症表现，多数病例中在息肉间的黏膜上也见有同样的表现。

CCS 需要与 IBD 和 PJS 等其他错构瘤性息肉病相鉴别。CCS 病例中在整个大肠见有消化道息肉病，多引起蛋白丢失性胃肠病和吸收障碍。在介于息肉间的黏膜上多引起水肿，该表现是与其他息肉病之间的不同点。另外，询问家族史和特征性皮肤症状的存在对鉴别很有用。

[**病例4**] 60 多岁，男性。

以持续 2 周以上的腹泻、食欲不振、体重减轻为主诉到附近的医院就诊。在以查体为目的的上消化道内镜检查（esophagogastroduodenoscopy，EGD）中见有多发的息肉，为了进一步检查被介绍到笔者所

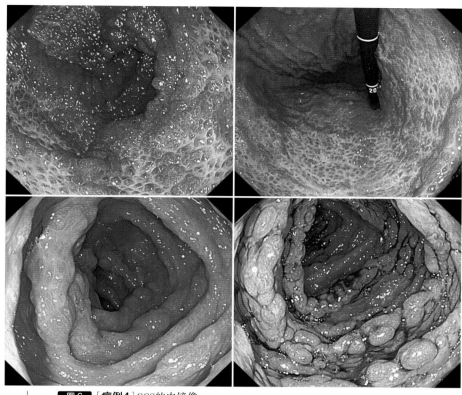

a	b
c	d

图6 ［**病例4**］CCS的内镜像
a 在胃前庭部密集存在小型的无蒂性发红息肉。
b 在胃体部密集存在小型的无蒂性发红息肉。
c 但与胃相比时，在大肠密集存在略大型的发红息肉，其间的黏膜呈水肿状变化。
d 靛胭脂染色像。

在科室就诊。在诊查上见有作为 CCS 特征性皮肤症状的脱发、指甲萎缩、皮肤色素沉着（**图5**）。在 EGD 中，从胃体部到前庭部密集存在有数毫米大小的小型无蒂性发红的息肉（**图6a、b**）。在下消化道内镜检查中，当与胃相比时，密集存在略大型的发红息肉，息肉间的黏膜呈水肿样变化（**图6c、d**）。

2. 帽状息肉病

帽状息肉病（cap polyposis）是一种发生于大肠的慢性炎症性疾病，由 Williams 等在 1985年首次报道。虽然其成因不明，但过去一直被认为是伴有大肠运动功能异常的、由机械性刺激所引起的疾病。后来，有人报道了通过甲硝唑和幽门螺杆菌（*Helicobacter pylori*）除菌疗法而得到改善的病例，但由于在幽门螺杆菌阴性病例也会发生该病，因此其因果关系尚不明确。"cap"这一名称来源于在隆起性病变的顶部附着有白苔。为从乙状结肠到直肠散在的多发性隆起，典型的帽状息肉为广基性，有时也呈平皿状和地图状发红。也有从地图状发红向典型的帽状息肉病变化的病例报道，所以地图状发红也被认为是帽状息肉病的初期表现。作为鉴别疾病列举出了 UC 和黏膜脱垂综合征（mucosal prolapse syndrome，MPS），帽状息肉病的隆起性病变之间的黏膜为正常黏膜，而MPS 通常好发于直肠下段前壁，这是鉴别的要点（**图7**）。

结语

本文主要阐释了铺路石征、炎性息肉病、

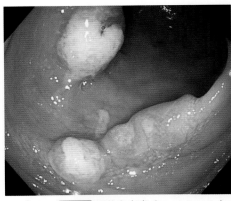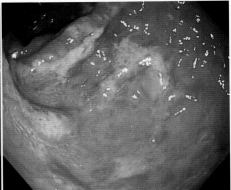

图7 帽状息肉病（cap polyposis）

a | b

a 顶部附着有白苔的隆起性病变。

b 附着有白苔的平皿状～地图状发红。

（图像由兵库医科大学消化内科提供）

多发性隆起的鉴别。在与 IBD 类似的疾病的鉴别上，不仅要掌握息肉和隆起本身，掌握背景的炎症和并存溃疡的存在也很重要。鉴别的要点不局限于隆起，而是观察包括背景黏膜在内的总体表现。

致谢

在本文投稿之际，承蒙纪念塔医院的渡二郎医生、兵库医科大学消化内科的中井启介医生和富田寿彦医生提供了珍贵的图像资料，在此表示衷心的感谢。

参考文献

[1]山口智子，松本主之. cobblestone appearance. 胃と腸 52: 628, 2017.

[2]森悠一. 大腸炎症性ポリープ・ポリポーシス. 別冊日本臨牀領域別症候群シリーズNo.12消化管症候群（第3版）IV, pp 169-171, 2020.

[3]清水誠治. 炎症性ポリープ（inflammatory polyp）. 胃と腸 52: 626-627, 2017.

[4]江頭由太郎. cobblestone像と炎症性ポリポーシス（cobblestone like appearance, inflammatory polyposis）. 胃と腸 52: 679, 2017.

[5]松本主之. 消化管ポリポーシス総論. 別冊日本臨牀領域別症候群シリーズNo.12消化管症候群（第3版）IV, pp 136-139, 2020.

[6]平田敬，蔵原晃一，八坂弘樹，他. Cronkhite-Canada症候群. 胃と腸 52: 806-811, 2017.

[7]渡辺英伸，味岡洋一，西倉健，他. 消化管ポリポーシスの病理. 胃と腸 35: 293-300, 2000.

[8]Williams GT, Bussey HR, Morson BC. Inflammatory 'cap' polyps of the large intestine. Br J Surg 72（Suppl）: S133, 1985.

[9]赤松泰次. cap polyposis. 胃と腸 48: 1192-1193, 2013.

[10]清水誠治，木本邦彦，岸本光夫，他. 発症初期から典型像形成に至る経過を観察しえたcap polyposisの1例. 胃と腸 37: 103-108, 2002.

Summary

Differential Diagnosis in Inflammatory Bowel Disease Based on Endoscopic Findings—Cobblestone Appearance, Inflammatory Polyposis, Multiple Elevated Lesions

Takahiro Sasaki[1], Nobuhiro Ueno, Kyoko Uehara, Yu Kobayashi, Yuya Sugiyama, Yuki Murakami, Keitaro Takahashi, Katsuyoshi Ando, Shin Kashima, Kentaro Moriichi, Hiroki Tanabe, Mikihiro Fujiya

Ulcerative colitis and Crohn's disease are chronic IBDs（inflammatory bowel diseases）characterized by recurrence and the regeneration of ulcerations. IBDs present various endoscopic findings, which makes differential diagnosis difficult. This review focuses on the characteristic findings in IBDs, including a cobblestone appearance, inflammatory polyposis, and multiple elevated lesions. These lesions are non-neoplastic changes caused by inflammation and edema in the intestine. Understanding the specific findings in the different sections of the intestine, as well as the elevated areas, is the key to the differential diagnosis of IBDs.

[1]Division of Metabolism and Biosystemic Science, Gastroenterology, and Hematology/Oncology, Department of Medicine, Asahikawa Medical University, Asahikawa, Japan.

炎症性肠病的影像表现和鉴别诊断
——狭窄

藏原 晃一 [1]

河内 修司 [1-2]

川崎 启祐

大城 由美 [3]

浅野 光一 [1]

池上 幸治

清森 亮祐

堺 勇二 [1,4]

小林 广幸 [1,5]

鸟巢 刚弘 [2]

八尾 隆史 [6]

西﨑 隆 [7]

松本 主之 [8]

摘要●内镜检查对于合并肠腔狭窄的病例具有局限性。对于合并重度管腔狭窄的炎症性肠病，通过X线造影检查可以掌握包括狭窄部在内的病变的整体表现，相对于内镜检查来说具有补充性的意义，再加上由于管腔变形/狭窄部的X线造影表现是由在内镜检查中无法得到的轮廓线构成的，因此其解析也有助于鉴别诊断。管腔变形/狭窄部的X线造影表现可分为单侧狭窄、环状狭窄和管状狭窄，通过结合变形/狭窄与肠系膜之间的位置关系、周围黏膜的伴随表现进行分析，可以从与内镜检查不同的角度进行鉴别诊断。

关键词 小肠狭窄 大肠狭窄 炎症性肠病 鉴别诊断 X线造影

[1] 松山赤十字病院胃腸センター 〒790-8524 松山市文京町1
[2] 九州大学大学院医学研究院病態機能内科学
[3] 松山赤十字病院病理診断科
[4] 親愛ステーションクリニック
[5] 福岡山王病院消化器内科
[6] 順天堂大学大学院医学研究科人体病理病態学
[7] 松山赤十字病院外科
[8] 岩手医科大学医学部内科学講座消化器内科消化管分野

前言

炎症性肠病有时会在小肠和大肠引起管腔的变形/狭窄。内镜很难通过的管腔变窄的情况下，联合应用X线造影检查有助于掌握包括狭窄部在内的病变的整体情况。另外，对在内镜检查中无法得到的由轮廓线构成的管腔变形/狭窄部的X线造影表现的解析也有助于鉴别诊断，从定性诊断能力的角度来看，有可能超过内镜检查。

在本文中，对于小肠或大肠合并有标准型内镜无法通过的管腔狭窄的炎症性肠病的鉴别诊断，将在展示狭窄部的X线造影表现时进行阐释。

合并小肠狭窄的炎症性肠病（广义）的鉴别诊断

在生理上管腔狭小的小肠，由于各种各样的炎症性肠病可引起管腔变得狭窄。作为引起小肠狭窄的炎症性肠病，包括克罗恩病（Crohn's disease）、肠结核、缺血性小肠炎、非甾体抗炎药（nonsteroidal anti-inflammatory drugs，NSAIDs）相关性小肠病变、多发性非特异性小肠溃疡（chronic enteropathy associated with *SLCO2A1* gene，CEAS）等呈溃疡性病变的疾病。

笔者等报道，将在这些炎症性肠病病例中观察到的小肠狭窄部的X线造影表现根据狭窄部的形态分类，进一步分析狭窄和肠系膜之间的位置关系以及周围黏膜的伴随表现，有助于

表1 小肠狭窄部的X线造影表现和代表性疾病

狭窄部的 X线造影表现	模式图	代表性疾病
单侧性狭窄	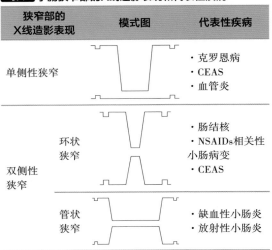	・克罗恩病 ・CEAS ・血管炎
双侧性狭窄 环状狭窄		・肠结核 ・NSAIDs相关性小肠病变 ・CEAS
双侧性狭窄 管状狭窄		・缺血性小肠炎 ・放射性小肠炎

〔根据"蒇原晃一，他．小腸潰瘍の鑑別診断—X線診断を中心に．胃と腸 49：1267–1281, 2014"中的图2制成〕

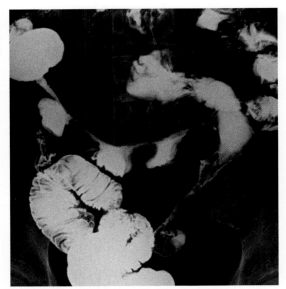

图1 克罗恩病患者的经口小肠X线造影压迫像。主要在回肠的肠系膜附着侧见有伴单侧性狭窄的区域，伴有假性憩室样变形

炎症性肠病的鉴别诊断。具体来说，将小肠狭窄部的 X 线造影表现大致分为单侧性狭窄和双侧性狭窄，进一步将后者根据长轴方向的长度分为环状狭窄和管状狭窄，如**表1**所示。另外，将狭窄和肠系膜之间的位置关系分类为肠系膜附着侧占优势还是附着对侧占优势或无关，并报道周围黏膜的伴随表现。

1. 单侧性狭窄

单侧性狭窄见于呈纵行溃疡或纵行趋势溃疡的病例。单侧性狭窄的 X 线造影表现在引起单侧性变形区域的内部可以被观察到，而在内镜表现中多作为与纵行溃疡相连续的偏心性狭窄被辨识。在见有单侧性狭窄的情况下，在鉴别诊断中很重要的是着眼于与肠系膜之间的位置关系。

在克罗恩病患者中，由于好发于肠系膜附着侧的纵行溃疡而呈现出以肠系膜附着侧为中心的单侧性变形（**图1**）。在周围伴有炎性息肉和皱襞集中表现，多数情况下伴有假憩室样变形。另外，引起狭窄的病例中有不少形成内瘘（**图1**）。

还有，在 CEAS 患者中有时也因相对于肠管的长轴方向斜行的纵行趋势溃疡而引起单侧

性狭窄（**表1**），但溃疡与肠系膜附着部无关，没有一定的趋势。本病的情况下，很少只由单侧性变形构成，多数如后面所述的那样，是单侧性狭窄和双侧性狭窄混合存在，引起不对称性变形。关于本病，在环状狭窄项下进行阐述。

另外，据报道巨细胞性血管炎患者中，在回肠末端的肠系膜附着对侧见有纵行趋势的溃疡，在 X 线造影检查中呈单侧性变形。还有报道称，在对结节性多动脉炎（结节性动脉周围炎）患者的小肠病变切除标本的组织病理学研究中，发现在肠系膜附着对侧呈狭窄的趋势更明显。无论是巨细胞性血管炎还是结节性多动脉炎，血管炎引起的肠缺血是溃疡性病变的实态；同样，病变主要在肠系膜附着对侧，以及周围黏膜不伴有炎性息肉和褶皱襞集中表现等伴随表现，也有可能是与其他疾病之间的鉴别要点。此外，白塞病也是一种"侵犯多种血管的血管炎（variable vessel vasculitis）"，和上述的两种血管炎一样，由于溃疡主要好发于肠系膜附着对侧，在愈合期有时会引起以肠系膜附着对

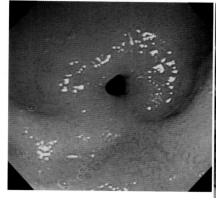
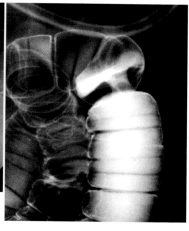

图2 NSAIDs相关性小肠病变（合并膜样狭窄病例）

a 小肠镜像。回肠的膜样狭窄。管腔呈针孔样狭窄。

b 小肠X线双重造影像。见有与Kerckring皱襞一致的膜样狭窄。在周围黏膜未见皱襞集中表现和炎性息肉。

〔转载自"藏原晃一，他．狭窄を来す小腸疾患の诊断—X線诊断の立場から．胃と腸 51：1661-1674, 2016"〕

侧为主的单侧性变形/狭窄。

2. 环状狭窄

由于环状狭窄合并于环状溃疡，所以在肠结核、NSAIDs相关性小肠病变、CEAS等病例中均可以观察到（**表1**）。

小肠结核呈现出以肠系膜附着对侧的Peyer斑为起点的多种多样的病变，有时也会出现基于环状溃疡的环状狭窄。本病的环状溃疡是不规则形小溃疡/糜烂非连续性环状排列愈合而成的，作为内镜表现，其特征是在溃疡周围伴有发红。另外，在病变周围的背景黏膜上常伴有萎缩瘢痕带和炎性息肉，掌握这些伴随表现也有助于鉴别诊断。还有，小肠结核病例的半数以上伴有回盲部的变形，确认回盲部的变形有助于鉴别。

NSAIDs相关性小肠病变中很多仅由多发的小溃疡构成，但环状溃疡也是该疾病的特征性肉眼形态之一，在经治的36例中有14例（38.9%）见有环状溃疡。环状溃疡好发于Kerckring皱襞的顶部，呈现宽度狭窄、边界清晰的沟状溃疡形态。在环状溃疡的愈合期见有与Kerckring皱襞一致的环状狭窄表现（**表1**）。当环状狭窄进展，呈重度向心性狭窄的情况下，则被称为膜样狭窄（**图2**）。像这样，在NSAIDs相关性小肠病变患者中，虽然在环状溃疡的愈合期或合并膜样狭窄的病例，其程度与

肠系膜的位置无关，没有偏向肠系膜附着侧或对侧的趋势。本病的特征之一是，即使在愈合期，背景黏膜也未见炎性息肉和皱襞集中表现等伴随表现。

CEAS的病变多"好发于回肠，但在回肠末端未见病变"，与好发部位为回肠末端的克罗恩病、肠结核、白塞病等不同，这一点在考虑本病的鉴别诊断上很重要。CEAS病变形态上的特征是呈环状、斜行、纵行并表现出融合趋势的、边界清晰的溃疡，由于是横行或斜行的溃疡，呈螺旋状变形等，环状狭窄和单侧性狭窄混合存在，引起不对称性变形（**图3，表1**）。狭窄的程度与肠系膜的位置无关，背景黏膜看起来正常，不伴有炎性息肉和铺路石征等隆起性病变，这一点与NSAIDs相关性小肠病变类似，但当加上治愈趋势时，由于皱襞集中表现和不对称性或单侧性的变形多发，在部分病例中伴有假性憩室形成，因此确认皱襞集中表现和假性憩室的有无有助于这两种疾病的鉴别。另外，本病大多不见有在NSAIDs相关性小肠病变中常见的多发性糜烂/小圆形溃疡，这也是鉴别要点。

3. 管状狭窄

在以全周性区域性溃疡为特征的缺血性小肠炎和放射性肠炎病例中可以观察到管状狭窄（**表1**）。

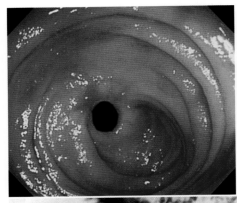
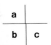

图3 CEAS〔多发性非特异性小肠溃疡，*SLCO2A1*基因突变（＋）〕
a DBE像。在环状狭窄部的附近见有假性憩室。
b 小肠X线造影充盈像。在小肠中段，不对称性的变形多发。还见有单侧性狭窄、环状狭窄（黄色箭头所指）。
c 小肠X线双重造影像。见有2处不对称性的环状狭窄（黄色箭头所指）。在狭窄部的周围见有单侧性变形和皱襞集中表现。
〔转载自"河内修司，他．ダブルバルーン小腸内視鏡にて病変を観察しえた非特異性多発性小腸潰瘍症の1例．胃と腸 49：1318-1325, 2014"〕

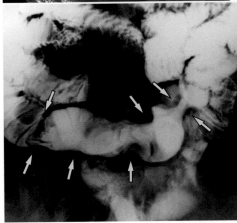
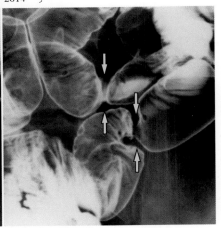

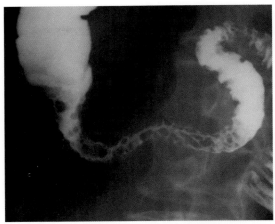

图4 缺血性小肠炎（愈合期）的X线造影压迫像。回肠的铅笔样管状狭窄。在狭窄内的溃疡底部，伴有再生性变化的多发结节状透亮征
〔转载自"藏原晃一，他．小腸潰瘍の鑑別診断—X線診断を中心に．胃と腸 49：1267-1281, 2014"〕

　　缺血性小肠炎虽然与缺血性大肠炎一样是以不伴有主干动脉栓塞的肠缺血所引起的区域性肠炎为其病态，但与缺血性大肠炎不同，比起一过性来，多数病例呈狭窄型；并且不是以血便为主诉，而是以肠梗阻症状为主诉做出的诊断。另外，好发于回肠，形态上以全周性区域性溃疡，也就是以所谓的带状溃疡为特征。在急性期呈区域性水肿表现，在愈合缓解期见有伴口侧小肠扩张的管状狭窄（**图4**）。周围黏膜看起来正常，不伴有隆起成分和皱襞集中表现。在部分病例中，除带状溃疡外有时伴有纵行溃疡，在这种情况下，纵行溃疡位于肠系膜附着对侧。

　　在放射性肠炎患者中，见有与X线照射范围一致的肠管水肿表现、管腔变窄。Kerckring皱襞消失，黏膜粗糙，散在见有糜烂、小溃疡。病变部和正常部之间的边界不清晰这一点是与缺血性小肠炎之间的鉴别要点。

表2 合并大肠狭窄的代表性炎症性肠病及其临床特征

	狭窄的好发部位	狭窄部的形态	狭窄部周围背景黏膜的X线表现/内镜表现		
			炎性息肉	皱襞集中表现	其他表现
克罗恩病	整个大肠	单侧性狭窄，管状狭窄	（++）	（+）	内瘘形成、铺路石征等
肠结核	右半结肠（尤其是回盲部）	环状狭窄，管状狭窄	（+）	（+）	萎缩瘢痕带、管腔变形、回盲瓣开大等
NSAIDs相关性大肠病变（合并膜样狭窄病例）	右半结肠（尤其是回盲部）	环状狭窄（膜样狭窄）	（-）	（-）	
缺血性结肠炎（狭窄型）	左半结肠	单侧性狭窄	（-）	（±）	有时见有假性憩室样变形
放射性结肠炎	乙状结肠~直肠	管状狭窄	（-）	（-）	

此外，在肠结核和克罗恩病的愈合期，有时在部分患者中会引起管状狭窄。

如上所述，在引起小肠狭窄的炎症性肠病的鉴别诊断上，联合应用狭窄部的X线造影检查是很有用的，像前面所讲的那样，分析狭窄的形态、狭窄与肠系膜之间的位置关系、周围黏膜的伴随表现这3个项目很重要。

另一方面，在实际临床中见有小肠狭窄的情况下，有时需要鉴别狭窄的原因是炎症性肠病还是肿瘤性病变。另外，克罗恩病合并小肠癌等，炎症性肠病合并肿瘤的病况下有时也被列为鉴别疾病。在与肿瘤性狭窄的鉴别上，在狭窄部的两端是否见有隆起成分是重要的鉴别要点。

合并大肠狭窄的炎症性肠病（广义）的鉴别诊断

大肠的炎症性肠病，在其急性期有时伴有作为水肿性变化的狭窄，在治愈过程和慢性期有时伴有由于纤维化而导致的变形/狭窄。在内镜能够通过时，多数情况下仅通过内镜检查就能确诊，但在由于狭窄而内镜无法通过的情况下，则需要联合应用CT/MRI和X线造影检查等进行综合性评估。对于在肠外具有以炎症为主体的肠系膜脂膜炎和放线菌病等合并狭窄的病例，CT/MRI的联合应用有助于诊断，而X线造影检查的联合应用有助于对管腔本身伴有炎症的炎症性肠病合并的狭窄部的评估。

当与小肠相比时，在生理上管腔较宽的大肠很少会因炎症性肠病而引起内镜无法通过的重度狭窄，在表2中总结了有可能引起重度大

肠狭窄的代表性炎症性肠病的特征。狭窄部的形态分类依据表1的小肠狭窄的分类处理。如表2所示，在引起大肠狭窄的炎症性肠病的鉴别上，重要的是通过X线造影检查和内镜检查分析①狭窄的好发部位、②狭窄部的形态、③狭窄部周围背景黏膜的表现，特别是通过X线造影检查可以诊断②狭窄部的形态。

克罗恩病，有时从盲肠一直到直肠，在整个大肠形成狭窄。实际上，根据从狭窄部到大肠远端的黏膜病变的表现，绝大多数情况下可以得到克罗恩病的诊断，施行X线造影检查更多的是为了掌握包括有无内瘘形成在内的狭窄部的总体表现，而不是为了鉴别诊断的目的。在X线造影表现中，克罗恩病的狭窄部多呈单侧性或管状的狭窄，有与狭窄部连续的单侧性变形和纵行溃疡（或纵行溃疡瘢痕）（图5），这些表现的确认有助于与其他疾病之间的鉴别（表2）。另外，在本病的情况下，也需要注意与合并的大肠癌所引起的狭窄之间的鉴别。

肠结核虽然有时在整个大肠形成病变，但以右半结肠为好发部位，有很多病例伴有萎缩瘢痕带、假性憩室、溃疡瘢痕等肠管变形。狭窄多发生在升结肠至回盲部，特征是伴有升结肠向长轴方向的缩短、升结肠/盲肠的萎缩瘢痕带、回盲瓣的开大等，但在重度狭窄病例中，有时盲肠和回盲瓣的辨识会变得困难（图6）。X线造影除了能掌握狭窄部的形态（环状狭窄、管状狭窄）外，还有助于掌握狭窄部周围的肠管变形（表2）。在环状狭窄部多见有不规则形小溃疡非连续性环状排列的情况也是肠结核

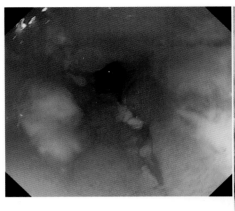
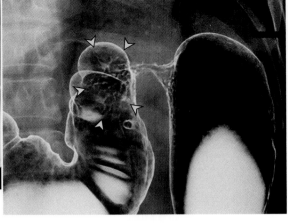

<table>
<tr><td>a</td><td>b</td></tr>
</table>

图5 克罗恩病
a 结肠镜像（脾曲部）。在脾曲部可见伴有溃疡的全周性狭窄，内镜不能通过。
b 灌肠X线造影像。在脾曲部稍口侧见有伴起毛表现的单侧性至管状的狭窄。在其口侧的横结肠远端见有与狭窄部连续的铺路石征（黄色箭头所包绕的范围）。在其附近见有炎性息肉。在其口侧见有宽度较窄的纵行趋势的龛影。在横结肠远端，伴有皱襞集中的纵行溃疡瘢痕多发，降结肠近端呈铅笔状。

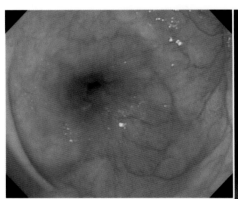
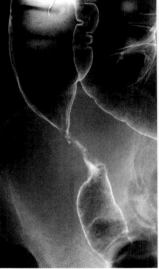

<table>
<tr><td>a</td><td>b</td></tr>
</table>

图6 肠结核
a 结肠镜像。在升结肠见有伴浅层开放性溃疡的明显的向心性狭窄，内镜不能通过。
b 灌肠X线造影像。在回盲部见有较长的重度双侧性狭窄（管状狭窄）。无法辨识回盲瓣和盲肠。狭窄部肛门侧的升结肠呈轻度的萎缩瘢痕带样表现。

的特征。

NSAIDs 相关性大肠病变多呈溃疡（溃疡型），好发于右半结肠，特别是升结肠～回盲瓣附近。溃疡型有时合并狭窄，可呈现重度向心性狭窄（膜样狭窄），但膜样狭窄绝大部分位于回盲部附近（**图7**）。本病的形态特征之一是在狭窄部的周围和大肠远端未见假性息肉病和假性憩室等伴随表现，这在鉴别诊断上也很重要（**表2**）。

缺血性结肠炎好发于左半结肠。本病和克罗恩病一样呈纵行溃疡，但即使在愈合期也未见合并炎性息肉。与缺血性小肠炎不同，缺血性结肠炎大部分为一过性，不呈狭窄。虽然重度缺血性结肠炎（狭窄型）在 X 线造影检查中发病初期呈管状狭窄，但由于损伤较轻的部位可随时间经过而恢复伸展性，在慢性期呈单侧性狭窄（**图8，表2**）。

放射性结肠炎的原因是由于放射治疗是以

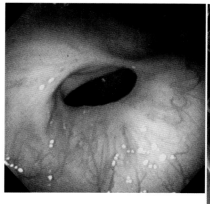
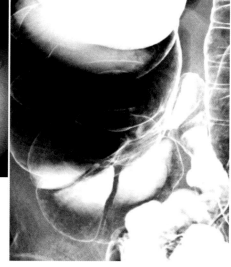

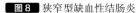

图7 NSAIDs相关性大肠病变溃疡型（合并膜样狭窄病例）
a 结肠镜像（中止服用NSAIDs 2年后）。溃疡已经愈合，只能观察到狭窄。可以观察到回盲瓣，可知狭窄呈膜样。
b 灌肠X线造影像（中止服用NSAIDs 2年后）。在回盲瓣水平见有环状狭窄。周围的背景黏膜看起来正常，未见炎性息肉。

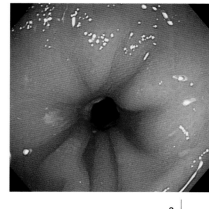
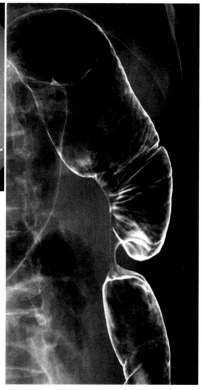

图8 狭窄型缺血性结肠炎
a 结肠镜像（发病第12天）。在降结肠见有明显的全周性狭窄。在周围黏膜未见异常。
b 灌肠X线造影像（与内镜检查同日施行）。在降结肠见有明显的单侧性狭窄。在其口侧的降结肠见有与狭窄部连续的单侧性变形和朝向该部位的皱襞集中表现。在狭窄部周围的背景黏膜上未见炎性息肉。

治疗妇科或泌尿科疾病为目的，所以炎症可见于乙状结肠～直肠。当引起肠壁大面积伸展不良时，就会造成狭窄（**表2**）。

在大肠，对于不伴有狭窄的炎症性肠病的诊断，几乎仅通过内镜检查就能完成诊断，但

对于合并狭窄的病例，需要联合采用狭窄局部的X线造影表现进行综合评估。除上述的狭窄的部位、狭窄部的形态外，考虑其周围的炎性息肉和皱襞集中表现等伴随表现在鉴别诊断中也很重要。

结语

本文从狭窄部的 X 线造影表现的角度谈到了导致内镜通过困难的肠腔变窄的炎症性肠病的鉴别诊断。通过联合应用 X 线造影检查掌握包括狭窄部在内的病变的整体表现，在考虑内镜扩张术的适应证上也是有用的，并且通过分析在内镜检查中无法得到的由轮廓线组成的管腔变形 / 狭窄部的 X 线造影表现，也有助于炎症性肠病的鉴别诊断。希望大家考虑联合应用包括内镜下胃造影术（gastrography）在内的 X 线造影检查。

参考文献

[1]蔵原晃一，河内修司，川崎啓祐，他．小腸潰瘍の鑑別診断—X線診断を中心に．胃と腸 49: 1267-1281, 2014.
[2]斉藤裕輔，富永素矢，佐々木貴弘，他．狭窄を来す大腸疾患—X線診断を中心に．胃と腸 50: 1231-1246, 2015.
[3]清水誠治，横溝千尋，富岡秀夫，他．狭窄を来す大腸疾患—診断のプロセスを含めた総合画像診断の立場から：上皮性腫瘍，非上皮性腫瘍，炎症性疾患，それぞれに適した検査法の組み合わせ．胃と腸 50: 1255-1266, 2015.
[4]蔵原晃一，八板弘樹，浅野光一，他．狭窄を来す小腸疾患の診断—X線診断の立場から．胃と腸 51: 1661-1674, 2016.
[5]蔵原晃一，河内修司，川崎啓祐，他．小腸X線造影．胃と腸 54: 1254-1269, 2019.
[6]清水誠治，小木曽聖，古賀香代子，他．大腸：注腸X線造影—炎症性疾患を中心に．胃と腸 54: 1283-1294, 2019.
[7]川崎啓祐，蔵原晃一，大城由美，他．消化管病変を認めたgiant cell arteritisの1例．胃と腸 50: 1411-1419, 2015.
[8]黒岩重和，八尾隆史，岩下明德．結節性動脈周囲炎における腸潰瘍の病理学的特徴．胃と腸 26: 1257-1265, 1991.
[9]吉田雄一朗，蔵原晃一．血管炎—チャペルヒル分類．胃と腸 54: 783-785, 2019.
[10]平井郁仁，二宮風夫，別府剛志，他．小腸結核の診断—内視鏡所見の特徴と鑑別診断を中心に．胃と腸 52: 157-168, 2017.
[11]清水誠治．輪状潰瘍．胃と腸 47: 712, 2012.
[12]小林広幸．本邦における消化管結核の現況—近年の本邦報告例の解析．胃と腸 52: 145-156, 2017.
[13]松本主之，蔵原晃一，平井郁仁，他．NSAID起因性小腸潰瘍のX線診断．胃と腸 46: 145-155, 2011.
[14]梅野淳嗣，江﨑幹宏，平野敦士，他．非特異性多発性小腸潰瘍症/CEASの臨床像と鑑別診断．胃と腸 52: 1411-1422, 2017.
[15]河内修司，蔵原晃一，川崎啓祐，他．ダブルバルーン小腸内視鏡にて病変を観察しえた非特異性多発性小腸潰瘍症の1例．胃と腸 49: 1318-1325, 2014.
[16]松本主之，檜沢一興，中村昌太郎，他．小腸の非腫瘍性疾患におけるX線検査の有用性—鑑別診断の立場から．胃と腸 38: 1005-1016, 2003.
[17]河内修司，蔵原晃一，大城由美，他．消化管癌を合併したクローン病の2例．松山赤十字病医誌 39: 21-26, 2014.
[18]長末智寛，蔵原晃一，鳥巣剛弘．小腸Case 1．胃と腸 56: 1188-1194, 2021.
[19]渕上忠彦，小島進，岩下明德．大腸生検にて結核菌が証明された腸結核．胃と腸 21: 588-590, 1986.
[20]河内修司，蔵原晃一，八板弘樹，他．結核菌感染症による回盲部病変．Intestine 17: 359-365, 2013.
[21]前畠裕司，江﨑幹宏，河内修司，他．腸結核の画像診断—大腸病変を中心に．胃と腸 52: 169-179, 2017.
[22]松本主之，飯田三雄，蔵原晃一，他．NSAID起因性下部消化管病変の臨床像—腸炎型と潰瘍型の対比．胃と腸 35: 1147-1158, 2000.
[23]蔵原晃一，松本主之，八尾隆史，他．NSAID起因性大腸病変の臨床像と内視鏡像．胃と腸 42: 1739-1749, 2007.
[24]河内修司，蔵原晃一，澤野美由紀，他．保存的治療で狭窄の改善を認めたbowel cast形成を伴う虚血性大腸炎の1例．松山赤十字病医誌 42: 29-34, 2017.

Summary

Imaging Findings and Differential Diagnosis of Inflammatory Bowel Disease—Stenosis

Koichi Kurahara[1], Shuji Kochi[1-2], Keisuke Kawasaki, Yumi Oshiro[3], Koichi Asano[1], Koji Ikegami, Ryosuke Kiyomori, Yuji Sakai[1, 4], Hiroyuki Kobayashi[1, 5], Takehiro Torisu[2], Takashi Yao[6], Takashi Nishizaki[7], Takayuki Matsumoto[8]

Endoscopic approaches have limitations in patients with concomitant intestinal stenosis. In patients with inflammatory bowel disease complicated by severe luminal stenosis, radiographic contrast examinations are useful for general visualization of the lesions including the narrowed area and have significance as a complementary examination to endoscopy. In addition, radiographic contrast studies of luminal deformity/stenosis sites are useful for differential diagnosis because the images are composed of contour lines that cannot be obtained by endoscopy. Classification of contrast radiographs of the luminal deformity/stenosis sites into unilateral stenosis, annular stenosis, and tubular stenosis and analysis of the imaging findings with the positional relationship between the deformity or stenosis sites and the mesentery and associated features of the surrounding mucosa are effective means for differential diagnosis from a point of view different from that of endoscopy.

[1]Division of Gastroenterology, Matsuyama Red Cross Hospital, Matsuyama, Japan.
[2]Department of Medicine and Clinical Science, Graduate School of Medical Sciences, Kyushu University, Fukuoka, Japan.
[3]Department of Pathology, Matsuyama Red Cross Hospital, Matsuyama, Japan.
[4]Station Clinic, Medical Corporation Shin-ai, Fukuoka, Japan.
[5]Institute of Gastroenterology, Fukuoka Sanno Hospital, Fukuoka, Japan.
[6]Department of Human Pathology, Juntendo University Graduate School of Medicine, Tokyo.
[7]Department of Surgery, Matsuyama Red-cross Hospital, Matsuyama, Japan.
[8]Division of Gastroenterology, Department of Internal Medicine, Iwate Medical University, Iwate, Japan.

炎症性肠病的病变部位和鉴别诊断
——直肠病变

佐野 弘治[1]

大川 清孝

上村 拓也

宫野 正人

岛田 直

谷川 彻也

山口 誓子

仓井 修

福岛 裕子[2]

末包 刚久[3]

平田 直人

摘要●在直肠有各种各样的病变，虽然在不用肠道准备药物的情况下可以进行内镜观察，但也有不进行反转观察就无法掌握全貌的疾病。既有仅在直肠见有病变的疾病，也有在直肠以外也见有病变的疾病，后者有时根据其他部位病变的性状可以确诊。在直肠病变的诊断上，着眼于患者背景、临床症状、存在部位以及溃疡的形态、深度、边缘的性状等。炎症性肠病如果有特征性的影像表现的话比较容易诊断，但也有时需要通过密切的随访观察才能做出诊断。作为确定诊断的方法有组织病理学检查、便培养等细菌学检查、抗原检查、抗体检查等。本文将对炎症性肠病的直肠病变的临床表现、内镜表现、鉴别疾病进行介绍。

关键词　巨细胞病毒肠炎　衣原体直肠炎　急性出血性直肠溃疡　直肠黏膜脱垂综合征　宿便性溃疡

[1] 大阪市立十三市民病院消化器内科　〒 532-0034 大阪市淀川区野中北 2 丁目 12-27　E-mail : k.j.sano@nifty.com
[2] 同　病理诊断科
[3] 大阪市立总合医疗センター消化器内科

前言

在直肠可见有各种炎症性肠病（inflammatory bowel disease，IBD），多数见有特征性的病变。但是，由于也有很多需要鉴别的病变，所以必须精通各疾病的临床表现、内镜表现以及确定诊断的方法。此次在直肠引起病变的 IBD 中，主要介绍溃疡性结肠炎（ulcerative colitis，UC）、巨细胞病毒（cytomegalovirus，CMV）肠炎、衣原体直肠炎、急性出血性直肠溃疡（acute hemorrhagic rectal ulcer，AHRU）、直肠黏膜脱垂综合征（rectal mucosal prolapse syndrome，MPS）、宿便性溃疡等的临床表现、内镜表现、鉴别疾病。这其中，

虽然对 CMV 肠炎、衣原体直肠炎、MPS 有特异性的诊断方法，但需要注意的是不一定会呈阳性。对于 UC、AHRU、宿便性溃疡等疾病没有特异性的诊断方法，只能通过临床表现和内镜表现来诊断，但需要排除其他疾病。

溃疡性结肠炎（UC）

UC 的症状有黏血便、血便、腹泻、黏液便、腹痛、发热等。内镜表现可见有：从直肠开始黏膜连续性弥漫性受累、血管纹理消失、粗糙和细小颗粒状变化、易出血性、黏液脓血性分泌物附着、糜烂、溃疡等。关于其诊断，由于没有特异性的检查，需要排除其他疾病，综合进行诊断。

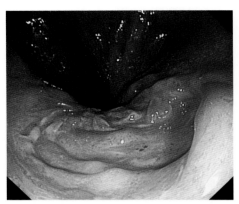

图1 ［**病例1**］内镜像（CMV肠炎）。在齿状线正上方的直肠下段见有1/3周性的卵圆形溃疡，溃疡为深凿样而深，为双层溃疡

作为需要鉴别的疾病，弯曲杆菌肠炎和阿米巴痢疾尤为重要。弯曲杆菌肠炎病例中多数在整个大肠见有病变。虽然黏膜内出血和水肿是主要的表现，但有时部分病例中可以观察到糜烂。病变虽然是非连续性的，但在大致连续性地观察到病变的情况下，有时会被误诊为UC。阿米巴痢疾好发于直肠和盲肠，内镜表现的特征是伴有污浊白苔的章鱼疣样糜烂、溃疡和在周围伴有红晕的糜烂、溃疡。阿米巴痢疾与UC之间的鉴别通常比较容易，但在易出血性且溃疡形态难以辨识的情况下则有时被误诊。

CMV肠炎

由于CMV肠炎是在某种免疫功能低下状态下，CMV被重新激活而引起的肠炎，绝大多数情况下都存在导致免疫功能低下的基础疾病。症状有腹泻、出血、腹痛、发热等。虽无特别的好发部位，但约半数病例中在直肠可观察到病变。特征性的内镜表现是深凿样溃疡，但也可以观察到浅溃疡。可见有带状、环状、纵行、不规则形溃疡等各种各样的溃疡，但双层溃疡是本病比较特征性的表现。溃疡之间的黏膜大多正常，但有时也会见有水肿。

在组织病理学上，通过HE染色证明核内包涵体，通过CMV免疫组织化学染色证明CMV抗原，以此来判断确定诊断。作为辅助诊断，有通过血液检查计数CMV抗原阳性细胞的C7-HRP法、血液CMV-DNA检查和黏膜CMV-DNA检查等。在仅通过辅助诊断进行诊断的情况下，需要确认通过抗CMV药物治疗能使溃疡愈合。本病有时在齿状线正上方可以观察到溃疡，这种情况下需要与AHRU进行鉴别。鉴别的要点是AHRU的溃疡浅，而CMV肠炎的溃疡深。

［**病例1**］ 80多岁，女性。主诉血便。

针对皮肌炎，正在内服甾体抗炎药物。仅灌肠对直肠进行了内镜观察，在齿状线正上方的直肠下段发现了1/3周性的卵圆形溃疡，溃疡为深凿样而较深，为双层溃疡（**图1**）。由于在AHRU的好发部位齿状线的正上方发现溃疡，因此鉴别成为一个问题，但由于溃疡为深凿样而深，有双层溃疡，加上不是卧床不起的状态，怀疑是CMV肠炎。虽然没有进行活检，但血液检查CMV抗原血症呈阳性，因此诊断为CMV肠炎。通过用抗CMV药，在治疗后确认治愈了。

［**病例2**］ 50多岁，男性。主诉腹泻。

为获得性免疫缺陷综合征（acquired immunodeficiency syndrome，AIDS）初发患者，在内镜检查中可以观察到在回盲瓣上和升结肠有卵圆形溃疡，从脾曲部至降结肠见有纵行溃疡和环状溃疡，以及在直肠下段多发的较深的不规则形溃疡等。直肠下段的多发溃疡见于齿状线正上方，呈环状排列（**图2**），仅从这种溃疡来看，需要与AHRU进行鉴别。但根据是艾滋病患者、溃疡较深、在其他部位见有CMV肠炎的特征性溃疡等，怀疑是CMV肠炎。虽然在活检组织检查中CMV为阴性，但血液CMV-DNA水平增高，诊断为CMV肠炎。在抗CMV药物治疗后确认了溃疡愈合。

衣原体直肠炎

衣原体直肠炎是由于沙眼衣原体（*Chlamydia trachomatis*）的感染而发生在男性同性恋者和女性异性恋者之间的性传染病，

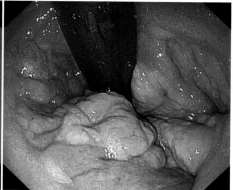

a | b

图2 ［病例2］内镜像（CMV肠炎）。在齿状线正上方的直肠下段见有深溃疡，呈环状排列

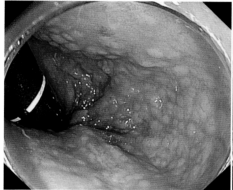
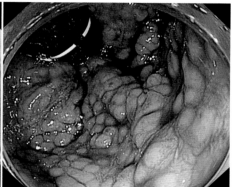

a | b

图3 ［病例3］内镜像（衣原体直肠炎）。在包括齿状线正上方在内的直肠下段弥漫性见有大致均一的小隆起性变化，但未观察到糜烂
a 常规内镜像。
b 靛胭脂染色像。

在日本以年轻女性居多。症状可见有血便、肛门部的疼痛和不适感、腹泻、腹痛等，但无症状的病例也有很多。内镜表现的特征是在直肠下段中心有光泽的半球状小隆起的集簇，表述为"鲟鱼子状黏膜"，隆起部分反映了黏膜内的淋巴滤泡增生。各个隆起的大小比较均一，在越靠近肛门的直肠下段，小隆起的密度越大。有时还伴有糜烂、发红、阿弗他溃疡。确定诊断是通过黏膜拭诊检出沙眼衣原体。

需要鉴别的表现或疾病有 UC 的初期表现和淋巴滤泡增生症。UC 的初期表现是血管透见不良，小隆起大小不一，多可以观察到糜烂和溃疡；组织病理学表现是淋巴滤泡增生伴有中性粒细胞浸润。在淋巴滤泡增生症有血管透见征，小隆起大小均一，在隆起间多可见有正常黏膜，观察不到糜烂和溃疡。

［**病例3**］ 20 多岁，女性。主诉为血便、

腹痛、低热。

在内镜检查中，在包括齿状线正上方在内的直肠下段可以观察到小隆起性变化大致均一，呈弥漫性（**图3**）。完全未见糜烂，否定是 UC 的初期表现；隆起密集存在，否定是淋巴滤泡增生症。进行直肠黏膜拭诊，由于沙眼衣原体 DNA 呈阳性，诊断为衣原体直肠炎。

急性出血性直肠溃疡（AHRU）

本病好发于老年人，患者多患有脑血管障碍、肺炎、股骨颈骨折等基础疾病，以仰卧位卧床不起状态为背景发病。症状为无痛性血便，多为大量出血。内镜表现是在齿状线正上方的直肠下段见有呈环状趋势的不规则形和圆形／卵圆形溃疡。在溃疡底部有时见有露出的血管。本病的诊断是在仰卧位卧床不起状态下，在齿状线正上方见有呈环状趋势的浅溃疡，需要排

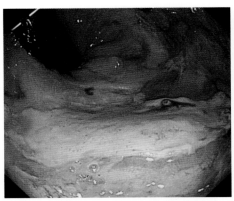

図4 [**病例4**]内镜像（AHRU）。在齿状线正上方的直肠下段见有较大的环状溃疡和较小的不规则形溃疡。溃疡浅，在大溃疡的溃疡底部见有露出的血管

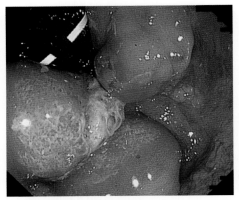

图5 [**病例5**]内镜像（隆起型MPS）。在齿状线正上方的直肠下段有发红的隆起性病变，其表面见有网状的白苔

除其他疾病。

作为鉴别疾病列举出有CMV肠炎、宿便性溃疡、非甾体抗炎药（nonsteroidal anti-inflammatory drugs，NSAIDs）栓剂相关性直肠炎等。这3种疾病原则上是没有只呈现局限于齿状线正上方的环状溃疡。CMV肠炎的特征是穿孔性溃疡和双层溃疡，病变多见于直肠以外的部位。宿便性溃疡在见于直肠下段的情况下，多为多种多样的溃疡多发，深浅不一。在这种情况下，当附近没有坚硬的粪便块时就很难诊断。NSAIDs栓剂相关性直肠炎的溃疡形态多种多样，多呈环状趋势，有时也伴有全周性狭窄；病变的分布多在直肠下段～直肠上段。如果有NSAIDs栓剂的使用史，就要考虑患本病的可能性。

[**病例4**] 70多岁，女性。主诉为反复的血便。

因右股骨颈骨折而手术后正在住院。因慢性肾功能不全而在施行维持透析。仅通过灌肠施行了内镜检查，在直肠下段见有与齿状线相连的较大的环状溃疡和较小的不规则形溃疡。溃疡浅，在大溃疡的溃疡底部见有露出的血管（**图4**）。作为鉴别疾病列举出宿便性溃疡和CMV肠炎，但由于患者是处于仰卧位卧床不起的状态，在齿状线正上方可以观察到表浅

的环状溃疡，所以诊断为AHRU。

直肠黏膜脱垂综合征（MPS）

MPS是有明显或隐匿的黏膜脱垂，在组织病理学上见有黏膜固有层的平滑肌纤维和胶原纤维的增生（纤维肌病）的疾病。有很多是习惯过度屏息用力排便的患者，可见于各个年龄段患者。症状有排便困难、残便感、黏液排出等。

患病部位因MPS的形态而有所不同。隆起型多在齿状线正上方，为低矮的隆起时表面平滑，但隆起的高度越高越能观察到表面的糜烂、凹凸不规则和附着白苔等。在呈多发结节状隆起的情况下，容易被误诊为癌。

平坦型以齿状线正上方的红色单发斑状病变最多。在第一直肠横襞（Houston瓣）上可见发红的环状病变，从全周性到1/4周性不等。除此之外，在直肠下段有时也可以观察到较大的病变，而与肿瘤性病变之间的区别是边界不清晰。

溃疡型多见于直肠下段，溃疡多为浅而多发。溃疡形态多为不规则形、圆形或卵圆形。半数病例以上见有合并平坦型，多数病例可以根据合并平坦型而诊断。有时与宿便性溃疡之间的鉴别会成为问题，而活检组织病理学表现，以及在MPS患者当不进行排便指导时短期内不

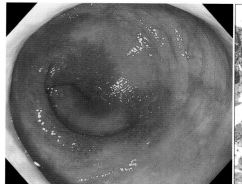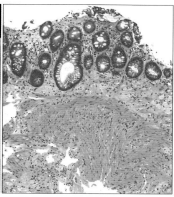

图6 ［**病例6**］内镜像与病理像
a 内镜像（平坦型MPS）。在直肠下段的第一直肠横襞上见有全周性的环状发红。
b 活检组织病理像。观察到黏膜固有层的腺管减少和纤维肌病。发现黏膜肌层明显增厚。

会治愈等是鉴别的要点。在第二直肠横襞附近发生的溃疡型多合并隆起型，有时呈较深的溃疡。另外，有时在齿状线正上方可见有溃疡型，但概率较低。溃疡型与 AHRU 的鉴别要点是，不呈环状溃疡和环状排列，以及不是处于仰卧位卧床不起的状态等。

［**病例 5**］ 70 多岁，女性。因系统性红斑狼疮（systemic lupus erythematosus，SLE）而定期到医院看病。

为了详细检查贫血的病因而施行了内镜检查。在齿状线正上方的直肠下段有发红的隆起性病变，在其表面见有网状的白苔（**图5**）。在活检中见有纤维肌病，诊断为隆起型 MPS。

［**病例 6**］ 70 多岁，女性。主诉为从肛门的隆起的脱出。

内镜检查中在直肠下段的第一直肠横襞上见有全周性的环状发红（**图6a**）。在活检中见有黏膜固有层的腺管减少和纤维肌病，以及黏膜肌层的明显增厚，诊断为平坦型 MPS（**图6b**）。虽然患者没有憋住气用力排便的习惯，但由于有直肠脱垂，所以被认为是本病。

宿便性溃疡

由于该病好发于老年长期卧床患者，患者背景与 AHRU 类似，因此两者有时很难鉴别。穿孔病例因腹痛、呕吐而发病。穿孔 / 穿通病例中多发生在乙状结肠～直肠上段，表现为单发的大而深的圆形或卵圆形穿孔溃疡，与周围

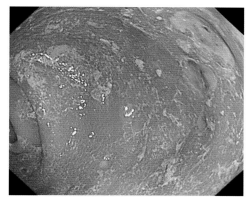

图7 ［**病例7**］内镜像（宿便性溃疡）。在直肠下段见有2个虽浅但边界清晰的圆形/卵圆形溃疡，溃疡底部呈黄色

黏膜之间的边界清晰，在溃疡边缘无隆起，缺乏炎症表现。发生于直肠下段的多为非穿孔 / 穿通病例，多可以观察到不规则形、圆形或卵圆形、环状、纵行溃疡等多种多样的溃疡，虽然溃疡多数较浅，但也可以观察到深溃疡。由于没有特征性的内镜表现，当附近不存在粪块时很难诊断。

［**病例 7**］ 60 多岁，女性。主诉为下腹痛。

患有胰腺癌，伴有肝、肺、右股骨转移，为了控制疼痛而在服用吗啡。由于有便秘和下腹痛症状，施行了内镜检查。在直肠内有大量硬便，当通过摘取粪便和内镜下去除大便时，发现在直肠下段有 2 个虽浅但边界清晰的圆形、卵圆形溃疡，溃疡底部呈黄色（**图7**）。在其对侧还可以观察到 2 个圆形的小溃疡。作为鉴

别疾病举出有 AHRU 和溃疡型 MPS。根据病变远离齿状线，否定是 AHRU。因为在溃疡周围无发红和炎症表现，认为可以否定是溃疡型 MPS。根据以上理由，怀疑是宿便性溃疡。后来，腹部症状好转了。

结语

直肠是包括感染性疾病在内的炎症性疾病和肿瘤性疾病的好发部位，不仅仅是患病部位和内镜表现，结合临床表现和其他部位的内镜表现进行综合诊断非常重要。

参考文献

[1]平田一郎．炎症性腸疾患の鑑別診断—感染性腸炎を除く．胃と腸 48: 569–581, 2013.

[2]佐野弘治，大川清孝．サイトメガロウイルス腸炎（潰瘍性大腸炎合併以外）．緒方晴彦，松本主之（監）．炎症性腸疾患Imaging Atlas—診断の極意と鑑別のポイント．日本メディカルセンター，pp 192–193, 2016.

[3]松井佐織，吉田晋也，野口千彰，他．最近注目される腸管感染症—クラミジア直腸炎．胃と腸 53: 441–445, 2018.

[4]大川清孝．直腸粘膜脱症候群．大川清孝（著）．IBDの総合鑑別力．南江堂，pp 204–209, 2020.

Summary

Diagnosis of Inflammatory Bowel Disease Using Rectal Lesions

Koji Sano[1], Kiyotaka Okawa,
Takuya Uemura, Masato Miyano,
Sunao Shimada, Tetsuya Tanigawa,
Seiko Yamaguchi, Osamu Kurai,
Hiroko Fukushima[2], Takehisa Suekane[3],
Naoto Hirata

The rectum can be observed with an endoscope without using pretreatment drugs to identify various lesions. However, in some diseases, diagnostic understanding cannot be obtained unless a rectal endoscopy is performed. Some diseases present lesions only in the rectum, whereas some present lesions in addition to those in the rectum. In the latter, diagnosis can be made depending on the features of the lesions at other sites. In the diagnosis of rectal lesions, considerations include the patient's background, clinical symptoms, ulcer site, morphology, depth, and type of ulcer edge. Inflammatory bowel disease is easy to diagnose from characteristic imaging findings, but if not, careful follow-up may lead to a diagnosis. Methods for definite diagnosis include histopathological tests and bacteriological tests such as stool culture, antigen tests, and antibody tests. This paper discusses the clinical picture, endoscopic imaging, and differential diagnosis of rectal lesions that are characteristic of inflammatory bowel disease.

[1]Department of Gastroenterology, Osaka City Juso Hospital, Osaka, Japan.

[2]Department of Pathology, Osaka City Juso Hospital, Osaka, Japan.

[3]Department of Gastroenterology, Osaka City General Hospital, Osaka, Japan.

炎症性肠病的病变部位和鉴别诊断

——回盲部病变

梁井 俊一[1]

春日井 聪

赤坂 理三郎

鸟谷 洋右

森下 寿文

永塚 真

大泉 智史

朝仓 谦辅

佐佐木 裕

久米井 智

漆久保 顺

安达 香帆

川崎 启祐[2]

上杉 宪幸[3]

菅井 有

松本 主之[1]

摘要●在回盲部可见溃疡性病变的代表性炎症性肠病，诸如克罗恩病（CD）、肠白塞病/单纯性溃疡、8号染色体三体（trisomy 8）相关性肠病变、家族性地中海热、肠结核、耶尔森菌肠炎、弯曲杆菌肠炎、药物相关性肠溃疡。在克罗恩病患者中可以观察到肠系膜附着侧的纵行溃疡和铺路石征。肠白塞病/单纯性溃疡、trisomy 8相关性肠病变的典型表现是回盲部的圆形或卵圆形的深凿样溃疡，除了回盲部的溃疡外，在其他许多消化道部位可见边界清晰的穿凿样多发溃疡。另一方面，在家族性地中海热的消化道病变中，可以看到包括回盲部在内的多种多样的溃疡性病变。在鉴别回盲部的溃疡性病变时，熟知包括trisomy 8相关性肠病变和家族性地中海热在内的多种疾病的病变特征非常重要。

关键词　回盲部　溃疡　克罗恩病　肠白塞病　8号染色体三体（trisomy 8）

[1] 岩手医科大学医学部内科学讲座消化器内科消化管分野　〒028-3695 岩手县紫波郡矢巾町医大通 2 丁目 1-1　E-mail：syanai@iwate-med.ac.jp
[2] 九州大学大学院医学研究院病態機能内科学
[3] 岩手医科大学医学部病理诊断学讲座

前言

　　在诊断包括感染性肠炎、缺血性肠炎、药物相关性肠病变在内的广义性炎症性肠病时，着眼于主要的病变部位是很重要的。这其中，从回肠末端至升结肠的回盲部是炎症性肠病的好发部位，在诊断该部位的溃疡性病变时，考虑到各种需鉴别的疾病非常重要。作为在回盲部引起溃疡性病变的代表性疾病，有克罗恩病（Crohn's disease，CD）和肠白塞病（Behçet's disease）/单纯性溃疡。另外，除肠结核、耶尔森菌肠炎、弯曲杆菌肠炎等感染性肠炎外，以非甾体抗炎药（nonsteroidal anti-inflammatory drugs，NSAIDs）为代表的药物相关性肠炎也以回盲部为好发部位。还有，近年来也报道有在该部位引起溃疡的新的疾病。因此，本文对在回盲部发生病变的炎症性肠病进行阐释，并展示代表性疾病的内镜表现。

克罗恩病（CD）

　　CD是狭义的炎症性肠病的代表性疾病，回肠和大肠是主要的患病部位。本病以全层性的慢性肉芽肿性炎症为特征，随着病程的进展，由于狭窄、瘘管、穿孔等肠并发症的原因，高概率导致切除肠。CD患者回盲部病变的主要肉眼表现/内镜表现为纵行溃疡和铺路石征，在

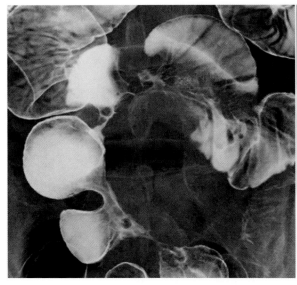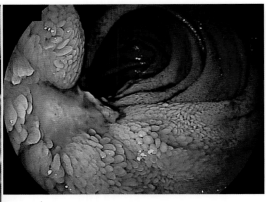

图1 克罗恩病的小肠X线造影像及气囊内镜像
a 小肠X线造影像。在回肠见有偏侧性变形、假性憩室样表现、多发性管腔变窄。
b 气囊内镜像。在回肠见有纵行溃疡。

组织病理学上的主要表现为非干酪性上皮细胞样肉芽肿。这些表现在CD的诊断上非常重要。

另一方面，在小肠／大肠可见一些次要表现，已知有不规则形或类圆形溃疡。在X线造影检查中，可扫及纵行溃疡为偏心性变形、假性憩室、多发性的管腔变窄（**图1a**）。在内镜检查中，可以观察到小肠的肠系膜附着侧的纵行溃疡（**图1b**）和铺路石征，以及次要表现阿弗他溃疡样的小病变和不规则形溃疡。另外，胶囊内镜有助于小肠病变的观察，可以观察到呈纵行排列或环状排列趋势的多发性小病变。

肠白塞病/单纯性溃疡

白塞病是一种原因不明的炎症性疾病，以复发性口腔溃疡、皮肤症状、眼部症状和外阴部溃疡为主要症状，症状反复发作。在部分白塞病患者中见有好发于回盲部的穿凿样溃疡，呈右下腹部疼痛和血便，有时引起肠狭窄、穿孔和大量出血。在这样的以消化道病变为主要临床表现的情况下，被称为肠白塞病。

肠白塞病的回盲部病变在小肠X线造影检查中可作为清晰的钡斑被扫查出来，在内镜检查中可作为边缘清晰的穿凿样溃疡被观察到（**图2**）。但是，肠白塞病的溃疡也有可能发生在口腔至下消化道的任何部位，并存在乍一看很难与CD和溃疡性结肠炎相鉴别的病例。另外，也存在虽然见有典型病变，但不满足白塞病诊断标准的病例，将这些病例称为单纯性溃疡。目前，关于肠白塞病和单纯性溃疡的异同，尚未获得一定的共识。另外，近年来也在讨论下文的trisomy 8相关性肠病变与肠白塞病、单纯性溃疡的鉴别。

8号染色体三体（trisomy 8）相关性肠病变

人们已经知道，在8号染色体上见有三联体的trisomy 8是骨髓增生异常综合征（myelodysplastic syndrome，MDS）病因的染色体异常之一。以往散见有在trisomy 8患者伴有回盲部溃疡的病例报道。根据Tada等的报道，在合并MDS的45例肠白塞病中有39例（86.7%）确认有trisomy 8，在其中的半数以上确认有消化道溃疡。另一方面，根据Kimura等对MDS病例的回顾性研究，在trisomy 8阳性的8例中，有3例（37.5%）见有多发性消化道溃疡，而在trisomy 8阴性的38例中未能确认消化道病变。如上所述，肠白塞病、MDS和trisomy 8与消化道溃疡的发生密切相关。

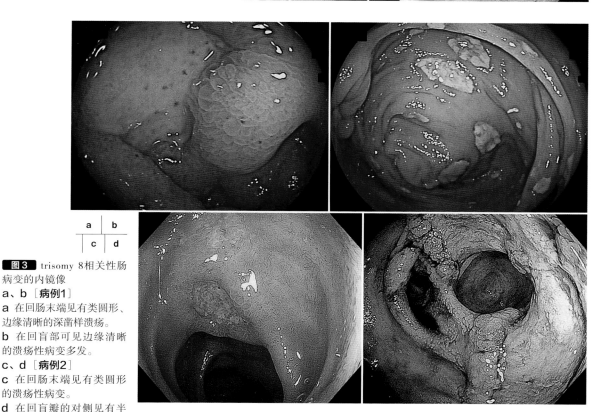

图2 肠白塞病的内镜像
a 在回肠末端见有类圆形的溃疡性病变。
b 见有围绕回盲瓣样边缘清晰的穿凿样溃疡。

图3 trisomy 8相关性肠病变的内镜像
a、b[**病例1**]
a 在回肠末端见有类圆形、边缘清晰的深凿样溃疡。
b 在回盲部可见边缘清晰的溃疡性病变多发。
c、d[**病例2**]
c 在回肠末端见有类圆形的溃疡性病变。
d 在回盲瓣的对侧见有半周左右的边缘清晰的深凿样溃疡。

trisomy 8 相关性肠病变的消化道病变的特征被概括为：从小肠至大肠大范围见有的边界清晰的深凿样多发溃疡，各个溃疡被描述为伴有明显发红的浅溃疡，或边界清晰的类圆形溃疡（**图3a、b**）。其中，回盲部为好发部位，经治病例的回盲部溃疡边界清晰，且为深凿样（**图3c、d**）。综上所述，一般认为虽然

trisomy 8 相关性肠病变的回盲部病变与肠白塞病或单纯性溃疡类似，但本病的特征是溃疡较浅。不管怎样，在遇到怀疑肠白塞病或单纯性溃疡的回盲部溃疡时，需要考虑 trisomy 8 相关性肠病变的可能性，重要的是重新检查患者的遗传背景。

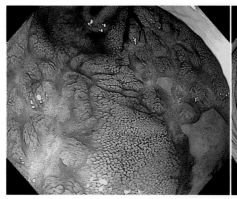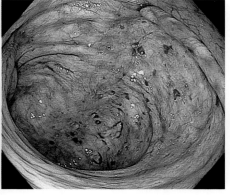

图4 FMF的内镜像
a 在回肠末端见有纵行溃疡和溃疡瘢痕。
b 在盲肠观察到糜烂多发。

家族性地中海热

家族性地中海热（familial Mediterranean fever，FMF）是一种以周期性发热和浆膜炎为特征的遗传性疾病，是遗传性周期热综合征的一种。一直以来，是作为以位于第16号染色体短臂上的 *MEFV* 基因的同源接合突变体或异源突变体为病因的儿科领域疾病被广泛研究。但是，2012年报道了在横结肠见有假性息肉病样的病变，使用秋水仙碱达到缓解的成人FMF病例，从而作为溃疡性结肠炎、CD或未确定的炎症性肠病（inflammatory bowel disease undetermined，IBD-U）的鉴别疾病受到了人们的关注，相关研究处在进展中。根据该研究报道，作为FMF相关性肠炎的代表性内镜表现是：非直肠发生的溃疡性结肠炎样表现和假性息肉病的概率高。

但是已经明确，FMF的消化道病变在小肠和大肠均可发生，呈纵行趋势的溃疡、阿弗他溃疡等多种多样的内镜表现。在10例经治的FMF病例中有1例确认有回盲部溃疡，其内镜表现为回肠末端的浅纵行溃疡，以及盲肠的多发性阿弗他溃疡（**图4**）。综上所述，目前认为FMF的肠病变多种多样，作为回盲部溃疡的鉴别疾病也非常重要。

肠结核

肠结核是由结核菌感染所引起的肠道的慢性炎症性疾病，好发于淋巴组织丰富的回盲部，

一直以来被认为是回盲部溃疡的重要鉴别疾病。在内镜检查中可以观察到环状溃疡、发生于肠道短轴方向的带状溃疡、呈环状排列趋势的多发性小溃疡。另外，在长期患病的病例中，治愈的病变可作为被称为萎缩瘢痕带的苍白黏膜或假性憩室被观察到，有时这些病变也与活动性病变并存（**图5a**）。

在X线造影检查中可以观察到Kerckring皱襞和结肠袋（haustra）消失的萎缩黏膜、回盲瓣开大、管状或环状狭窄，常常伴有反映炎性息肉的透亮征（**图5b**）。但是，能够证明结核菌存在的只有一部分病例，通过干扰素 γ 释放试验间接证明结核菌感染是非常重要的。另外，作为诊断性治疗也有时进行抗结核治疗。

耶尔森菌肠炎

耶尔森菌肠炎是由耶尔森菌属的小肠结肠炎耶尔森菌（*Y. enterocolitica*）或假结核耶尔森菌（*Y. pseudotuberculosis*）引起的肠道感染性疾病。耶尔森菌侵入回肠的淋巴组织，引起淋巴道行性感染。因此，在耶尔森菌肠炎患者中见有回盲部淋巴结肿大（**图6a**）。此外，在耶尔森菌感染性疾病患者中有时可观察到结节性红斑和关节炎等肠道外征候，在组织病理学上有时可检出非干酪性上皮细胞样肉芽肿。因此，需要注意与CD之间的鉴别。另一方面，为了培养耶尔森菌，需要低温培养基；在细菌培养时，重要的是要明确记载将本菌作为目标细菌。

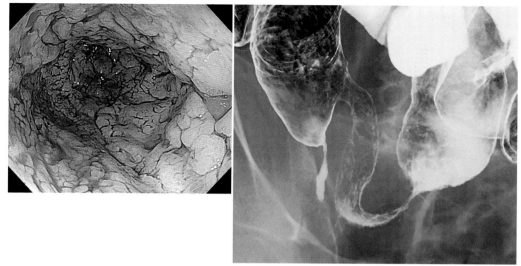

a | b

图5 肠结核的结肠镜像及灌肠X线造影像

a 结肠镜像。在回肠末端见有狭窄、小溃疡。

b 灌肠X线造影像。见有结肠袋（haustra）消失、回盲瓣开大、管状狭窄。

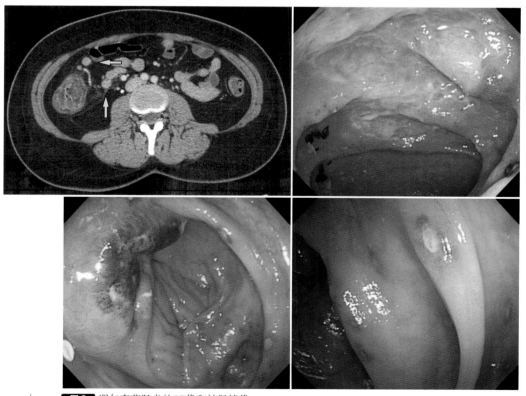

a | b
c | d

图6 耶尔森菌肠炎的CT像和结肠镜像

a CT像。在回盲部周围见有肿大的淋巴结（黄色箭头所指）。

b 在回肠末端的Peyer斑上见有溃疡性病变。

c 在回盲瓣上见有发红的黏膜；在回盲瓣对侧见有发红的黏膜和多处糜烂。

d 在升结肠见有伴周围发红的糜烂。

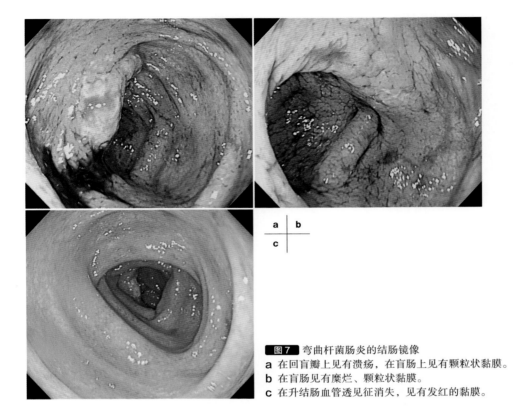

图7 弯曲杆菌肠炎的结肠镜像
a 在回盲瓣上见有溃疡，在盲肠上见有颗粒状黏膜。
b 在盲肠见有糜烂、颗粒状黏膜。
c 在升结肠血管透见征消失，见有发红的黏膜。

从内镜表现来看，见有回盲瓣的发红和肿胀、回肠末端与 Peyer 斑一致的黏膜缺损以及从盲肠到升结肠发生阿弗他溃疡。病变在回肠末端尤其明显，有时乍一看呈类似于 CD 的纵行溃疡（**图6b～d**）。不过，耶尔森菌肠炎多是在肠系膜附着对侧发生溃疡。

弯曲杆菌肠炎

弯曲杆菌肠炎是由革兰阴性杆菌空肠弯曲杆菌（*Campylobacter jejuni*）或结肠弯曲杆菌（*Campylobacter coli*）所引起的感染性疾病。通过经口摄取细菌而发生感染，但潜伏期略长，为 2～5 天。以鸡肉相关食品为感染源，见有腹泻、腹痛、恶心、发热等症状。需要根据临床经过怀疑感染，进行菌培养检查。

本病的主要患病部位是回肠下部和大肠深部。作为内镜表现可以观察到发红、水肿、颗粒状黏膜、糜烂等。特别是回盲瓣上的浅溃疡被认为是本病的特征（**图7**）。在组织病理学上中性粒细胞浸润明显，并可观察到隐窝脓肿，但腺管排列和杯状细胞保持得比较好，这一点在与溃疡性结肠炎之间的鉴别上非常重要。

非甾体抗炎药（NSAIDs）相关性溃疡

NSAIDs 不仅在上消化道，在消化道的任何部位均可引起溃疡。近年来，由于小肠镜检查的普及，显示出小肠的患病率更高，在典型病例中可以观察到宽度较窄的环状溃疡多发，但大多停留于小溃疡、糜烂等小病变。另一方面，回盲部也是 NSAIDs 相关性溃疡的好发部位，典型表现是回盲瓣上边界清晰的圆形或类圆形的浅溃疡（**图8**）。另外，在盲肠有时引起环状溃疡，导致管腔变窄。NSAIDs 相关性溃疡由于在停用致病药物后会很快形成瘢痕，因此在愈合期很难与弯曲杆菌肠炎等感染性肠炎相鉴别。

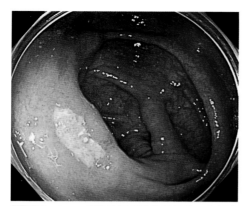

图8 NSAIDs相关性溃疡的结肠镜像。在回盲瓣上见有边界清晰的类圆形浅溃疡

结语

　　本文就引起回盲部病变的炎症性肠病，以影像表现为中心进行了概述。作为引起回盲部溃疡的代表性疾病，据知有 CD、肠白塞病或单纯性溃疡、肠道感染性疾病、药物相关性肠溃疡等。作为鉴别疾病，重要的是也要注意FMF、trisomy 8 相关性肠病变等近年来被确立概念的疾病。

参考文献

[1]清水誠治，横溝千尋，石田哲士，他. 炎症性腸疾患の鑑別診断. Gastroenterol Endosc 56: 3–14, 2014.

[2]Esaki M, Matsumoto T, Ohmiya N, et al. Capsule endoscopy findings for the diagnosis of Crohn's disease: a nationwide case–control study. J Gastroenterol 54: 249–260, 2019.

[3]「難治性炎症性腸管障害に関する調査研究」（久松班）. 潰瘍性大腸炎・クローン病—診断基準・治療指針，令和2年度改訂版. 厚生労働科学研究補助金難治性疾患政策研究事業, 2021.

[4]Watanabe K, Tanida S, Inoue N, et al. Evidence–based diagnosis and clinical practice guidelines for intestinal Behçet's disease 2020 edited by intractable diseases, the health and labour sciences research grants. J Gastroenterol 55: 679–700, 2020.

[5]松本主之，江﨑幹宏，久保倉尚哉，他. 腸管Behçet病と単純性潰瘍—小腸内視鏡所見の比較. 胃と腸 46: 1007–1015, 2011.

[6]Tada Y, Koarada S, Haruta Y, et al. The association of Behçet's disease with myelodysplastic syndrome in Japan: a review of the literature. Clin Exp Rheumatol 24: S115–119, 2006.

[7]Kimura S, Kuroda J, Akaogi T, et al. Trisomy 8 involved in myelodysplastic syndromes as a risk factor for intestinal ulcers and thrombosis. Behçet's syndrome. Leuk Lymphoma 42: 115–121, 2001.

[8]吉田篤史，遠藤豊，上野文昭. Trisomy 8を伴った骨髄異形成症候群に合併した小腸潰瘍. Gastroenterol Endosc 57: 170–171, 2015.

[9]Kawano S, Hiraoka S, Okada H, et al. Clinical features of intestinal Behçet's disease associated with myelodysplastic syndrome and trisomy 8. Acta Med Okayama 69: 365–369, 2015.

[10]Kimura M, Tsuji Y, Iwai M, et al. Usefulness of adalimumab for treating a case of intestinal Behçet's disease with trisomy 8 myelodysplastic syndrome. Intest Res 13: 166–169, 2015.

[11]Yanai S, Nakamura S, Kawasaki K, et al. Multiple colonic ulcers associated with trisomy 8: serial changes in colonoscopic findings. Clin J Gastroenterol 9: 298–301, 2016.

[12]Asano T, Sato S, Furuya MY, et al. Intestinal Behçet disease associated with myelodysplastic syndrome accompanying trisomy 8 successfully treated with abdominal surgery followed by hematopoietic stem cell transplantation: A case report. Medicine 98: e17979, 2019.

[13]梁井俊一，中村昌太郎，川崎啓祐，他. 小腸の非腫瘍性疾患—腸管Behçet病/単純性潰瘍. 胃と腸 54: 496–503, 2019.

[14]French FMF Consortium. A candidate gene for familial Mediterranean fever. Nat Genet 17: 25–31, 1997.

[15]Arasawa S, Nakase H, Ozaki Y, et al. Mediterranean mimicker. Lancet 380: 2052, 2012.

[16]仲瀬裕志，平山大輔，我妻康平，他. MEFV遺伝子異常に関連する消化管病変. 胃と腸 54: 1715–1722, 2019.

[17]Asakura K, Yanai S, Nakamura S, et al. Familial Mediterranean fever mimicking Crohn disease: A case report. Medicine 97: e9547, 2018.

[18]八尾隆史. 消化管疾患における肉芽腫の病理学的特徴と鑑別診断. 胃と腸 51: 1409–1417, 2016.

Summary

Ileocecal Lesion of Inflammatory Bowel Disease

Shunichi Yanai[1], Satoshi Kasugai, Risaburo Akasaka, Yosuke Toya, Toshifumi Morishita, Makoto Eizuka, Tomofumi Oizumi, Kensuke Asakura, Yutaka Sasaki, Tomo Kumei, Jun Urushikubo, Kaho Adachi, Keisuke Kawasaki[2], Noriyuki Uesugi[3], Tamotsu Sugai, Takayuki Matsumoto[1]

　　Inflammatory bowel diseases with ileocecal involvement include Crohn's disease, intestinal Behçet's disease/simple ulcer, ileocecal ulcer in trisomy 8, Familial Mediterranean fever （FMF）, intestinal infections such as intestinal tuberculosis, yersiniosis, and Campylobacter infection, and drug–induced ulcers. In trisomy 8, multiple ulcers of the small bowel and large intestine occur predominantly in the ileocecal region. In FMF, erosion and ulcers, such as longitudinal ulcer, are noted anywhere in the small and large bowel. To accurately diagnose ileocecal ulcers, it is necessary to understand the endoscopic findings of the diseases, including novel disorders such as trisomy 8 and FMF.

[1]Division of Gastroenterology, Department of Internal Medicine, Iwate Medical University, Iwate, Japan.

[2]Department of Medicine and Clinical Science, Graduate School of Medical Sciences, Kyushu University, Fukuoka, Japan.

[3]Department of Molecular Diagnostic Pathology, Iwate Medical University, Iwate, Japan.

需要与炎症性肠病相鉴别的肿瘤及肿瘤样病变

田中 秀典 [1]

田中 信治

谷野 文昭 [2]

山本 纪子

上垣内 由季

玉理 太觉

下原 康嗣

西村 朋之

稻垣 克哲

冈本 由贵

山下 贤 [1]

住元 旭

林 奈那

林 亮平

弓削 亮

冈 志郎 [2]

摘要●呈类似于炎症性肠病形态的病变，需要鉴别的肿瘤及肿瘤样病变可以列举出4型大肠癌、恶性淋巴瘤、肠子宫内膜异位症、溃疡性结肠炎相关肿瘤、转移性大肠癌等。虽然遇到这些疾病的概率均很低，但有时难以诊断。在理解这些疾病病状和特征的基础上，不仅要进行内镜检查，还要使用灌肠X线造影检查和CT从多角度观察病变，并根据临床症状和临床经过进行诊断。

关键词　4 型大肠癌　恶性淋巴瘤　肠子宫内膜异位症
溃疡性结肠炎相关肿瘤　转移性大肠癌

[1] 広島大学病院内視鏡診療科　〒734-8551 広島市南区霞 1 丁目 2-3
E-mail : hitanaka@hiroshima-u.ac.jp
[2] 同　消化器・代謝内科

前言

　　炎症性肠病（inflammatory bowel disease，IBD）多可以根据症状和病史等临床表现和内镜表现以及通过活检所获得的组织病理学表现得到诊断，但有时会遇到呈类似的症状和内镜表现，或在内镜检查中偶然发现一些需要与IBD 相鉴别的肿瘤和肿瘤样病变。在本文中，就需要与 IBD 相鉴别的肿瘤及肿瘤样病变，边展示病例图像边进行解说。

4型大肠癌

　　大肠癌绝大部分为 2 型，即呈伴有环堤的不规则的溃疡性病变形态，其诊断比较容易，但 4 型的弥漫浸润型大肠癌有时诊断困难。在4 型大肠癌患者中，见有反映癌细胞弥漫性浸润和广泛的肌层浸润、间质反应和纤维化，从正常肠管缓慢过渡的管腔变窄、肠壁增厚、伴有伸展不良，在表层黏膜见有粗糙颗粒状黏膜、铺路石状的结节状黏膜等表现。如果存在癌的表层露出部分，就可以通过内镜诊断和通过活检进行组织病理学诊断，但在管腔严重狭窄和

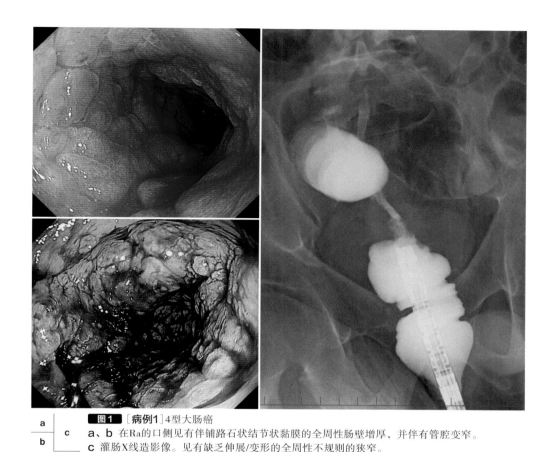

a
c
b

图1 ［病例1］4型大肠癌

a、b 在Ra的口侧见有伴铺路石状结节状黏膜的全周性肠壁增厚，并伴有管腔变窄。
c 灌肠X线造影像。见有缺乏伸展/变形的全周性不规则的狭窄。

黏膜表层完全被正常黏膜覆盖的情况下往往诊断就会很困难。特别是在黏膜表层呈现发红和糜烂等多种变化的情况下，有时需要与IBD相鉴别。

在IBD患者，有时见有炎症细胞浸润、黏膜水肿或瘢痕化所致的管腔变窄，但一般是在黏膜表层有明显的糜烂和溃疡。另外，与4型大肠癌的鉴别要点有：在其他部位也见有反映炎症的黏膜表现；在灌肠X线造影检查中未见凹凸不规则和硬化表现，管腔变窄是直线性的。还有，由于在IBD患者见有的铺路石征是黏膜的残留表现，所以边界清晰，其与在4型大肠癌患者中见有的间质反应和纤维化所影响的铺路石状黏膜不同。为了观察肠壁全层性的变化和肠管外的变化，由于灌肠X线造影检查和CT比内镜检查效果更好，在需要鉴别时应积极

进行这些检查。

［病例1］ 40多岁，男性。

当以持续的腹痛、腰痛、股关节痛为主诉在整形外科就诊时，发现左股骨颈骨折，由于通过MRI诊断为多发性骨转移所致的病理性骨折，为查找原发病灶而进行了详细检查。在结肠镜检查中，在直肠上段（Ra）的口侧见有全周性的肠壁增厚，并伴有管腔变窄（**图1a、b**）。在黏膜表层未见糜烂和溃疡等黏膜缺损表现，可见铺路石状的结节状黏膜，是与在IBD患者中可见的边界清晰的铺路石征不同的表现。在灌肠X线造影检查中，见有缺乏伸展/变形的全周性不规则的狭窄（**图1c**）。

根据临床经过和影像检查表现诊断为4型大肠癌，但从表层进行的两次活检均为阴性，未能得到确定诊断。最终在使用圈套器切除表

层后，施行了深部活检（boring biopsy），由于见有印戒细胞癌和非充实性低分化腺癌，从而得到了确定诊断。

恶性淋巴瘤

肠恶性淋巴瘤在不同部位的发生率以回肠最高，其次是空肠和回盲部，大肠的发生率较低。另外，不同组织分型的发生率以弥漫大B细胞性淋巴瘤（diffuse large B-cell lymphoma，DLBCL）最高，其次是黏膜相关淋巴组织（mucos-associated lymphoid tissue，MALT）淋巴瘤、T细胞性淋巴瘤、滤泡性淋巴瘤。肠恶性淋巴瘤呈多种多样的肉眼形态，但中村等将肉眼分型分为隆起型、溃疡型、多发性淋巴瘤性息肉病（multiple lymphomatous polyposis，MLP）型、弥漫型、混合型/其他等5种类型。MALT淋巴瘤虽然可为所有的肉眼分型，但其中为隆起型的发生率较高；DLBCL大多数为溃疡型；滤泡性淋巴瘤和套细胞淋巴瘤多为MLP型；T细胞性淋巴瘤多为弥漫型。特别是在像弥漫型那样病变扩展的情况下，有时需要与IBD进行鉴别。

蜂须贺等总结了9例日本关于呈类似溃疡性结肠炎（ulcerative colitis，UC）形态的恶性淋巴瘤的文献报道，在这些病例中以直肠和乙状结肠等大肠远端为中心大范围见有病变，呈溃疡、血管透见征消失、水肿、发红等内镜表现。虽然呈现这种形态的恶性淋巴瘤很少见，但是应该注意到恶性淋巴瘤可以呈现多种多样的表现这一点。

［病例2］ 50多岁，女性。

在附近医院被诊断为UC而正在接受治疗，但在随访性结肠镜检查中在整个大肠见有多个疣样的病变。在结肠镜检查中，回肠末端散见有糜烂（图2a、b），在盲肠见有几毫米大的疣状糜烂，黏膜呈轻度水肿状，血管透见不清晰（图2c、d）。同样的糜烂散见于整个大肠（图2e、f），直肠与深部大肠相比较，低平的小糜烂多发（图2g、h）。除盲肠外的大部分部位保持着黏膜的血管透见性，在未见连续的炎性变化这一点上与UC的典型表现不同。通过糜烂部分的活检被诊断为MALT淋巴瘤。

［病例3］ 80多岁，男性。

为了详细检查腹痛和体重减轻的原因而施行了CT，结果发现小肠壁增厚。在经肛门双气囊内镜检查中，发现在回肠有伴全周性水肿状肠壁增厚的狭窄和溃疡（图3a、b）。在经口双气囊内镜检查中，该病变的口侧端作为边缘规则的全周性溃疡性病变被观察到（图3c、d）。在内镜下胃造影（gastrography）中，在回肠见有长度约达30 cm、伴有全周性溃疡的管腔狭窄（图3e）。为在长轴方向伴有长溃疡的病变，需要与克罗恩病进行鉴别，根据未见纵行溃疡和单侧性变化之类的表现可以鉴别。通过自溃疡边缘的活检被诊断为DLBCL。

肠子宫内膜异位症

肠子宫内膜异位症是子宫内膜组织在肠壁内发生、增殖的疾病，好发于30～40岁女性的直肠（特别是前壁）至乙状结肠。特征性的症状是与月经周期一致的下腹部疼痛和血便，但报道显示在约半数病例与月经周期无关。本病伴有的变化有：被水肿黏膜所覆盖的黏膜下肿瘤（submucosal tumor，SMT）样隆起、伴有皱襞收缩（垂直于长轴方向的皱襞集中表现）的压排性变化、与癌相比较时长的单侧性阴影缺损征（long filling defect）、病变部黏膜面的网眼状结构和鹅卵石样变化。在伴有管腔变窄的情况下有时很难观察整体表现。

另外，由于病变多停留在黏膜下或肠管外，大多不露出于黏膜表面，因此活检诊断率低至9%，有时也被误诊为癌。当病变波及黏膜表层时就会变得伴有发红、凹凸不规则、糜烂、溃疡和出血等症状，在这种黏膜变化明显的情况下，就需要与IBD相鉴别。子宫内膜异位症的多数为伴有SMT样隆起的局限性病变，通过没有IBD那样病变广泛扩展这一点可以鉴别。

［病例4］ 40多岁，女性。

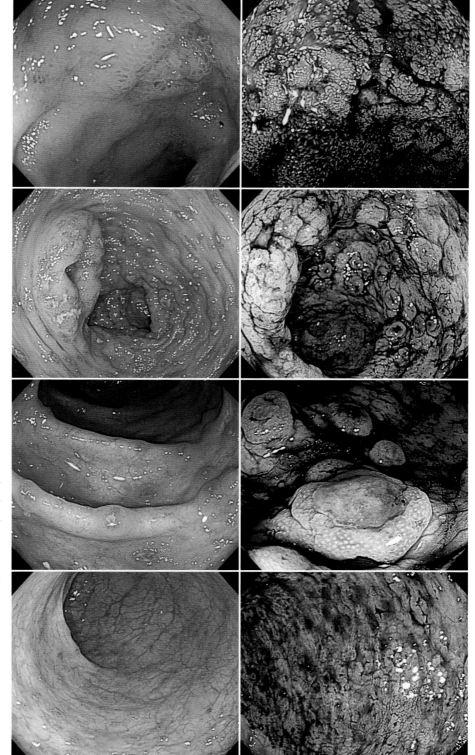

a	b
c	d
e	f
g	h

图2 ［**病例2**］大肠
MALT淋巴瘤
a、b 在回肠末端散
见有糜烂。
c、d 在盲肠见有多
处几毫米大的疣样
糜烂，黏膜呈轻度水
肿状，血管透见不清
晰。
e、f 除升结肠外，
在整个大肠散见有同
样的糜烂。
g、h 与深部大肠比
较，在直肠见有多处
低平的小糜烂。

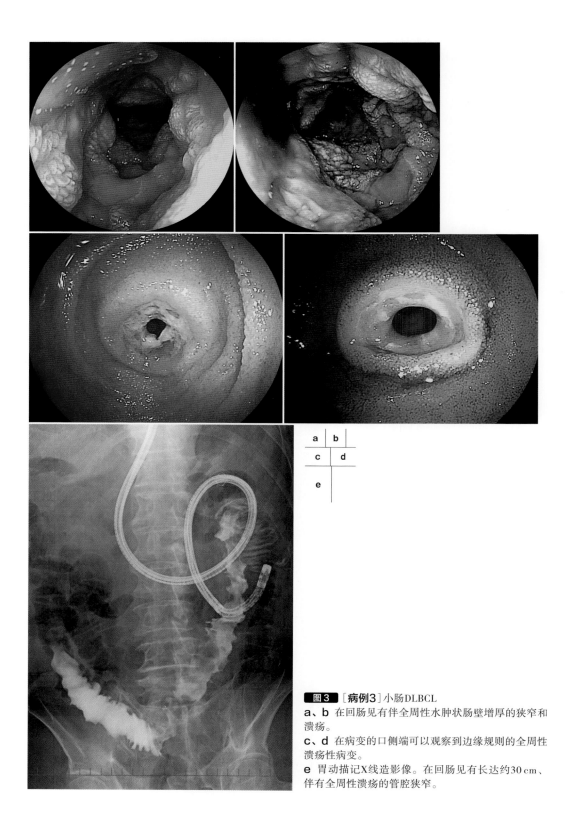

a	b
c	d
e	

图3 [病例3] 小肠DLBCL

a、b 在回肠见有伴全周性水肿状肠壁增厚的狭窄和溃疡。

c、d 在病变的口侧端可以观察到边缘规则的全周性溃疡性病变。

e 胃动描记X线造影像。在回肠见有长达约30 cm、伴有全周性溃疡的管腔狭窄。

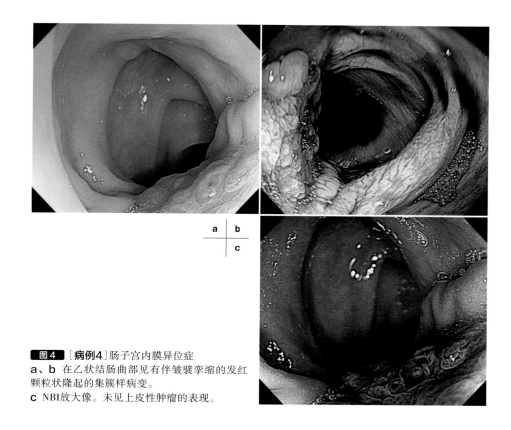

a | b
c

图4 [**病例4**] 肠子宫内膜异位症
a、b 在乙状结肠曲部见有伴皱襞挛缩的发红
颗粒状隆起的集簇样病变。
c NBI放大像。未见上皮性肿瘤的表现。

以月经前出现的血便为主诉而就诊。在结肠镜检查中发现，在乙状结肠弯曲部有发红的颗粒状隆起的集簇样病变，并伴有嵴样改变（**图4a、b**）。在表层未见糜烂和溃疡，病变局限于该部位，在其他部位未见炎症等黏膜变化。另外，表面细微结构也未见上皮性肿瘤的表现（**图4c**）。通过活检被诊断为肠子宫内膜异位症。

溃疡性结肠炎相关肿瘤

在UC患者中，伴于慢性炎症发生癌和发育异常（dysplasia），将这些病变作为溃疡性结肠炎相关肿瘤（ulcerative colitis associated neoplasia，UCAN）来处理。UCAN具有多为扁平的广基性病变和平坦的病变、低分化腺癌和黏液癌的概率较高等与通常的散发性腺瘤和癌不同的发育进展形式和组织病理学特征，再加上慢性炎症所导致的背景黏膜的修饰等问题，

多数情况下内镜下的病变存在诊断比较困难。特别是对于长期患病和全结肠炎病例，由于发生癌变的风险较高，有必要充分理解UCAN的内镜表现的特征，密切注意观察，以不漏掉隐藏于炎症所致黏膜变化中的UCAN。

作为发现UCAN契机的内镜表现，多为局限性的隆起和发红，在晚期癌病例中多作为狭窄被发现，在发育异常（dysplasia）病例中多因黏膜面的凹凸不规则而被发现。多数隆起型UCAN可以通过内镜诊断，但边界不清的情况也很多，特别是在有活动性炎症，黏膜水肿和糜烂、溃疡等黏膜变化明显的情况下，诊断困难的情况较多。另外，呈0-Ⅱb型和0-Ⅱc型形态的UCAN也有很多在内镜下诊断困难，在注意到与周围黏膜比较的细微的颜色（特别是发红）和黏膜性状的不同、凹凸不规则等，有些怀疑UCAN的情况下，需要进行靶向活检。

[**病例5**] 30多岁，女性。

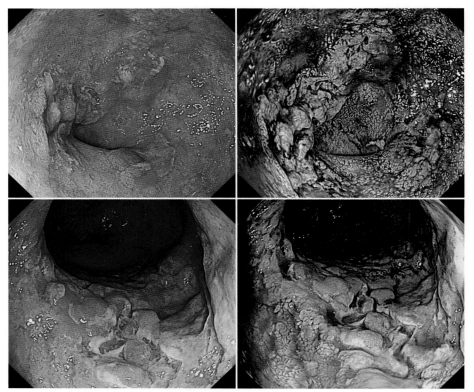

a	b
c	d

图5 ［病例5］结肠癌（colitic cancer）
a 在RS见有与周围黏膜相比缺乏光泽、伴有糜烂和白苔、边界不清晰的发红区域。
b 靛胭脂染色像。病变的边界与常规的白光观察相比变得清晰，见有无色素沉着的凹凸不规则的区域。
c、d 在Rb也见有同样的病变。

UC（左侧结肠炎型），患病时间16年。在施行随访性结肠镜检查时，在直肠乙状部（RS），以伴有活动性炎症、血管透见性消失的粗糙黏膜为背景，与周围黏膜相比，一部分缺乏光泽、伴有糜烂和白苔的边界不清晰的发红区域（图5a）。在靛胭脂染色像中，与常规观察相比，病变的边界变得清晰，以无色素沉着的凹凸不规则的区域被观察到（图5b）。另外，在直肠下段（Rb）也见有同样的病变（图5c、d）。通过活检发现低分化腺癌。

转移性大肠癌

转移性大肠癌是指邻近或非邻近脏器的恶性肿瘤转移到大肠而发生的癌，转移途径有直接浸润、腹膜播散、血行性／淋巴行性转移，其中尤以直接浸润和腹膜播散居多。关于转移性大肠癌的原发脏器，小林等报道称胃占2/3，此外卵巢、胰脏、大肠、胆囊的概率较高；胃癌和胰腺癌多向横结肠直接浸润，卵巢癌多向直肠至乙状结肠直接浸润。

转移性大肠癌的肉眼形态因原发脏器、转移途径、肿瘤量、进展程度的不同而呈多种多样的形态。在直接浸润和腹膜播散途径呈收敛型、挤压型、弥漫型，而在血行性／淋巴行性转移途径则呈表面型肿瘤样、SMT样、溃疡和牛眼征样形态，多种多样。在浸润轻微的情况下，内镜下多不能指出病变；在只有狭窄等表现的情况下，活检的阳性率非常低；但当重度

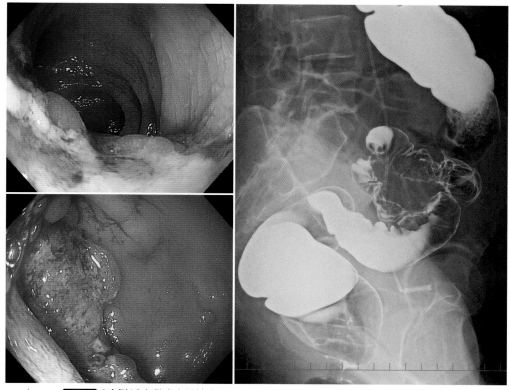

图6 [病例6] 卵巢癌大肠转移

a
c
b

a、b 在乙状结肠曲部见有不规则的溃疡性病变。
c 灌肠X线造影像。见有单侧性的不规则性溃疡和缺乏变形的管腔狭窄。

浸润时，可见有黏膜的水肿和浑浊、发红、糜烂、溃疡，活检阳性率变高。一般认为需要与 IBD 进行鉴别的病例极少，但当发红和糜烂等黏膜表现明显且因弯曲和狭窄等无法观察到病变整体表现的情况下，则认为需要进行鉴别。另外，转移性大肠癌的最终诊断多可以根据多脏器癌的治疗史等临床信息和活检标本的免疫组织化学染色来判断。

[**病例6**] 50 多岁，女性。

对卵巢癌施行卵巢切除术后，正在针对复发继续进行化疗。由于见有腹痛和血便，当施行结肠镜检查时在乙状结肠曲部见有不规则的溃疡性病变（**图6a、b**），但难以观察到整体表现。在灌肠 X 线造影检查中，见有单侧性不规则性溃疡和缺乏变形的管腔狭窄（**图6c**）。根据病史怀疑是卵巢癌转移，经活检得以确诊。

结语

本文所介绍的肿瘤及肿瘤样病变虽然极少见，但由于可以呈现多种多样的表现，有时需要与 IBD 进行鉴别。关键是从多角度观察病变，根据症状和病史进行诊断。

参考文献

[1]入口陽介，小田丈二，水谷勝，他．まれな大腸癌の臨床—びまん浸潤型を中心に．胃と腸　51：278-293，2016．

[2]中村昌太郎，松本主之，飯田三雄．小腸・大腸悪性リンパ腫の内視鏡診断．Gastroenterol Endosc　51：3-9，2009．

[3]吉永繁高，松田尚久，斎藤豊，他．癌や炎症と鑑別が困難な大腸悪性リンパ腫—X線診断と内視鏡診断を中心に．胃と腸　44：865-874，2009．

[4]蜂須賀崇，藤井久男，山本克彦，他．潰瘍性大腸炎類似のびまん性大腸病変がみられたnon-Hodgkinリンパ腫．日本大腸肛門病会誌　51：590-596，1998．

[5]松隈則人，松尾義人，鶴田修，他．腸管子宮内膜症

の2例—本邦報告例78例の検討を含めて．Gastroenterol Endosc 31: 1577–1584, 1989.

[6]小林広幸，蔵原晃一，渕上忠彦，他．まれな大腸良性腫瘍・腫瘍様病変のX線・内視鏡診断—臨床の立場から．胃と腸 52: 761–775, 2017.

[7]Laine L, Kaltenbach T, Barkun A, et al. SCENIC international consensus statement on surveillance and management of dysplasia in inflammatory bowel disease. Gastrointest Endosc 81: 489–501, 2015.

[8]小林清典，金澤潤，別當朋広，他．通常内視鏡による潰瘍性大腸炎関連腫瘍診断の現状と課題．胃と腸 55: 133–141, 2020.

[9]Eaden JA, Abrams KR, Mayberry JF. The risk of colorectal cancer in ulcerative colitis: a meta–analysis. Gut 48: 526–535, 2001.

[10]山野泰穂，宮島正行，松下弘雄，他．転移性大腸腫瘍（肺癌）．胃と腸 51: 366–372, 2016.

[11]二宮風夫，久部高司，別府孝浩，他．他臓器癌の直接浸潤による転移性大腸癌の2例．胃と腸 45: 1823–1828, 2010.

[12]小林広幸，渕上忠彦，堺勇二，他．転移性大腸癌の形態学的特徴—X線像を中心として．胃と腸 38: 1815–1830, 2003.

Summary

Tumors or Tumor–like Lesions that Are Difficult to Differentiate from Inflammatory Bowel Disease

Hidenori Tanaka[1], Shinji Tanaka,
Fumiaki Tanino[2], Noriko Yamamoto,
Yuki Kamigaichi, Hirosato Tamari,
Yasutsugu Shimohara, Tomoyuki Nishimura,
Katsuaki Inagaki, Yuki Okamoto,
Ken Yamashita[1], Kyoku Sumimoto,
Nana Hayashi, Ryohei Hayashi,
Ryo Yuge, Shiro Oka[2]

Inflammatory bowel disease can sometimes be difficult to differentiate from tumors or tumor–like lesions such as those found in diffuse invasion–type colorectal cancer, malignant lymphoma, intestinal endometriosis, ulcerative colitis–associated neoplasia, and metastatic tumor. Accurate diagnosis can be obtained by evaluating the disease by colonoscopy as well as enema contrast examination, computed tomography, and clinical symptoms and clinical course.

[1]Department of Endoscopy, Hiroshima University Hospital, Hiroshima, Japan.
[2]Department of Gastroenterology and Metabolism, Hiroshima University Hospital, Hiroshima, Japan.

纳武单抗相关性结肠炎尸检病例1例

梁井 俊一 [1]　　川崎 启祐　　中村 昌太郎

藤田 泰子 [2]　　小川 纯一 [3]　　菅井 有 [2]

松本 主之 [1]

第 18 次临床消化系统疾病研讨会病例

[1] 岩手医科大学医学部内科学讲座消化器内科
消化管分野
〒028-3695 岩手县紫波郡矢巾町医大通 2 丁
目 1-1
E-mail : syanai@iwate-med.ac.jp
[2] 同　病理诊断学讲座
[3] 北上济生会病院呼吸器内科

摘要 ● 患者60多岁，男性。在使用纳武单抗（nivolumab）对Ⅳ期肺鳞状细胞癌进行治疗的过程中，出现腹泻、便血、腹痛。在结肠镜检查中，在直肠～乙状结肠可见血管透见征消失的粗糙黏膜和不规则形溃疡。由于否定是感染性疾病所引起的大肠病变，诊断为免疫检查点抑制剂相关不良反应性结肠炎。在使用甾体抗炎药和英利昔单抗（infliximab）治疗时也为难治性临床经过，在开始给予纳武单抗治疗的第173天患者去世了。在尸检表现中，最大径8 cm的肺癌的约70%已坏死，认为治疗已奏效。另一方面，大肠远端见有区域性全周性溃疡和假性息肉病样病变，对结肠炎未见改善。随着纳武单抗适应证的扩大，预计今后遇到纳武单抗相关性结肠炎的机会将增加。

关键词　免疫检查点抑制剂　纳武单抗（nivolumab）　英利昔单抗（infliximab）
免疫相关不良反应（irAE）

前言

　　近年来作为癌症治疗的新药已可使用免疫检查点抑制剂（immune checkpoint inhibitor，ICI），其高效性受到了人们的关注。在 ICI 中，针对程序性细胞死亡蛋白（programmed cell death protein，PD）-1 的抗体纳武单抗（nivolumab）对恶性黑色素瘤、非小细胞肺癌、肾细胞癌、霍奇金淋巴瘤（Hodgkin lymphoma）、头颈部癌以及化疗后产生耐药性而无法治愈切除的胃癌是适应证。另一方面，

ICI 存在有统称为免疫相关不良反应（immune-related adverse event，irAE），在全身各脏器发生过度免疫反应的问题。其中，作为发生于消化道的 irAE，类似溃疡性结肠炎的结肠炎受到了人们的关注。此次，因为笔者等经治了 1 例在使用纳武单抗的过程中发病合并难治性经过的结肠炎病例，故此包括其尸检结果在内进行报道。

病例

　　患　者：60多岁，男性。

表1 住院时检查结果

生化学		血液学	
TP	7.2 g/dL	WBC	6,440/μL
ALB	2.7 g/dL	RBC	$296 \times 10^4/\mu L$
BUN	15.8 mg/dL	Hb	7.9 g/dL
Cre	1.22 mg/dL	Ht	26.3%
T-Bil	0.4 mg/dL	Plt	$52.3 \times 10^4/\mu L$
LDH	126 U/L		
AST	10 U/L		
ALT	10 U/L	血清学	
ALP	300 U/L	CRP	9.1 mg/dL
γ-GTP	54 U/L	QFT	阴性
Na	128 mEq/L	C7-HRP	阳性
K	4.8 mEq/L	CMV阳性细胞数	1
Cl	90 mEq/L	CMV全细胞数	50,000

主　诉：腹泻、血便、腹痛。

既往史：无特殊。

家族史：父亲患胰腺癌。

现病史：X 年 3 月被诊断为右肺鳞状细胞癌 T4N2M1a Ⅳ 期。同年 4 月开始施行了 4 个疗程的卡铂和紫杉醇二联化学疗法，但被判断为无效；同年 11 月开始使用纳武单抗进行治疗。起初每隔 3 周给予 185 mg 该药物，未见发生不良反应，但从第 4 次给药后出现了腹泻、血便、腹痛等症状。并且由于在第 6 次给药后腹泻、血便、腹痛症状加重，被介绍到笔者所在科室就诊。在就诊时，每日 10 次大便，伴有明显的血便，自我感觉腹痛和里急后重（tenesmus）。整个过程中发热不明显。

生活史：20 岁开始吸烟，每日 20 支；饮酒，烧酒 100 mL/d。

家族史：无特殊。

现体征：身高 166 cm，体重 54 kg，体温 36.5 ℃。意识清晰，血压 94/55 mmHg，脉搏 107 次 /min。眼睑结膜有贫血。腹部平坦而软，在下腹部见轻度压痛无反跳痛。

血液生化结果　如表1所示，见有贫血及低白蛋白血症，炎症反应升高。巨细胞病毒（cytomegalovirus，CMV）抗原血症（C7-HRP）为 1/50,000，呈阳性。

便培养检查　无明确的病原体。艰难梭菌（Clostridium difficile，CD）毒素呈阴性。

胸部 X 线检查和胸部 CT（图1）　在右肺门部见有肿瘤影，是已知的肺癌表现。

乙状结肠镜检查（图2）　从直肠到乙状结肠连续性见有血管透见征消失、微小颗粒状黏膜，附着黏液并伴有出血。另外，见有多处圆形或卵圆形的较深溃疡。

组织病理学表现（图3）　在从直肠的粗糙不平黏膜采取的活检组织中，可以观察到弥漫性的重度炎症细胞浸润，隐窝上皮的黏液产生减少，但其排列比较规则，部分隐窝扭曲。在黏膜固有层深部的一部分可以观察到基底部浆细胞增多（basal plasmacytosis）。

临床经过　由于可以观察到在给予纳武单抗过程中发病的溃疡性结肠炎样表现，并考虑到近年来的报道，认为是由纳武单抗所引起的 irAE 性结肠炎（纳武单抗相关性结肠炎）。因此，停用纳武单抗，开始用泼尼松龙（60 mg/d）治疗。但是，症状缺乏改善，在 1 周后的乙状结肠镜检查（图4）中发现黏膜缺损明显。另外，

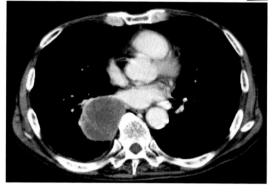
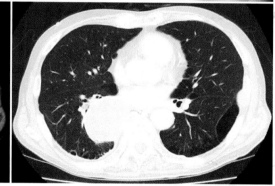

图1 胸部X线影像和胸部CT影像。在胸部X线影像中，在右肺门部见有异常阴影（**a**）；在CT影像中，在该部位见有肿瘤影（**b**、**c**），是已知的鳞状细胞癌的表现

在从溃疡边缘采取的活检组织中观察到隐窝上皮的凋亡小体，通过免疫组织化学染色确认了CMV阳性细胞（**图5**）。因此，在使用更昔洛韦的情况下开始给予英利昔单抗治疗，症状有改善的趋势，但在第2次给予英利昔单抗后的乙状结肠镜检查中发现黏膜缺损进一步加重（**图6**）。之后，观察到肺癌的进展，在首次给予纳武单抗治疗后的第173天患者去世。征得家属的同意，施行了尸检。

尸检表现　尸检是在死后8 h进行的。尸检时在直肠、乙状结肠和脾曲部见有非连续性/区域性的病变（**图7a**）。固定后的表现如**图7b、c**所示。在直肠、乙状结肠远端广泛见有全周性的溃疡（**图7a**的绿色圆圈部），在乙状结肠近端及肠脾曲部隆起聚集成簇（**图7a**的黄色圆圈部）。乙状结肠的黏膜隆起部是由残存的黏膜构成的假性息肉病，在黏膜下伴有纤维化。另一方面，周围的黏膜肌层消失，一部分呈现出达到固有肌层的 U1- Ⅲ ~ Ⅳ 的溃疡表现（**图8a、b**）。当放大隆起部时，黏膜上的腺管密度减少，在一部分仅能看到扩张的腺管（**图8c**）。在脾曲部也可以观察到同样的表现。在此外的大肠和其他消化道部位未见异常。CMV阳性细胞仅散见于乙状结肠肛门侧的溃疡部。

另外，在右肺下叶中央侧见有8 cm大小的肿瘤。在组织病理学上是部分伴有角化的鳞状细胞癌，残存的肿瘤细胞的大部分是低分化癌。

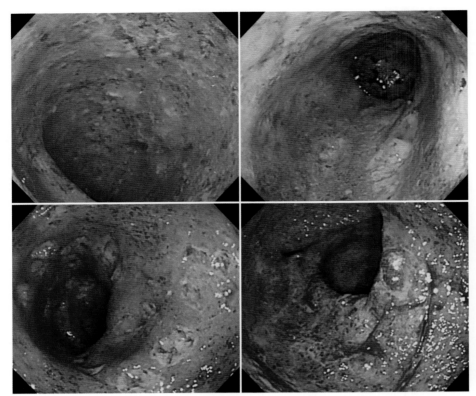

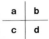

图2 前一医院的乙状结肠镜像。在直肠～乙状结肠见有连续的血管透见征消失的发红、粗糙黏膜，伴有不规则形溃疡。**a**：乙状结肠；**b**：乙状结肠；**c**：直肠乙状部（Rs）；**d**：直肠下段（Rb）

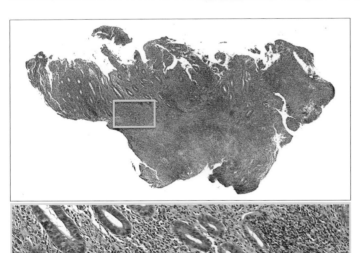

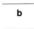

图3 直肠的活检组织病理像
a 低倍放大像。弥漫性见有重度的炎症细胞浸润。
b a的黄框部放大像。黏液产生减少的隐窝上皮的排列比较规则，隐窝的扭曲不明显。见有基底部浆细胞增多（basal plasmacytosis）。

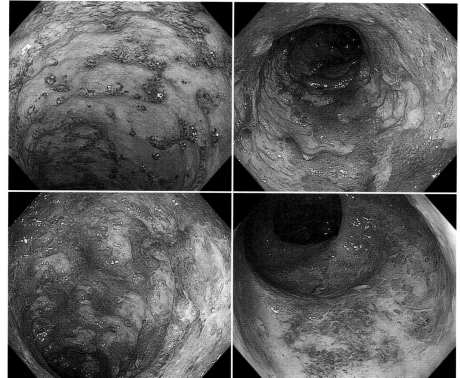

a | b
c | d

图4 甾体抗炎药治疗后的结肠镜像。直肠～乙状结肠黏膜脱落，见有不规则形溃疡。a：乙状结肠；b：乙状结肠；c：Rs；d：Rb

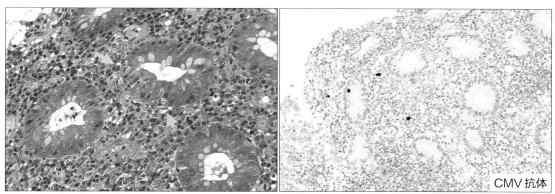

a | b

图5 治疗后的直肠活检组织病理像。在隐窝上皮可见凋亡小体（a的黄色箭头所指），在免疫组织化学染色中散见CMV阳性细胞（b）

但是，肿瘤最大剖面的 70% 左右已陷于坏死中。未发现肺内转移和淋巴结转移。

讨论

ICI 作为治疗癌症的新型药物备受人们的关注。如前所述，其中的抗 PD-1 抗体纳武单抗是适用于恶性黑色素瘤、非小细胞肺癌、肾细胞癌、霍奇金淋巴瘤、头颈癌、癌化疗后无法治愈切除的晚期或复发胃癌等的具有广泛适应证的代表性药物。该药物是 IgG4 单克隆抗体，通过抑制 PD-1 与其配体 PD-L1（配体 1）和 PD-L2（配体 2）的结合，使癌抗原特异性 T 细胞的增殖、活化和细胞损伤活性持续，从而抑制肿瘤增殖。

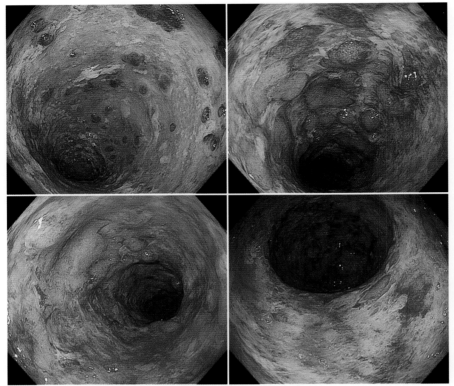

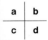

图6 英利昔单抗治疗后的结肠镜像。在直肠～乙状结肠见有广泛的地图状溃疡，黏膜面缺乏改善。a：乙状结肠；b：乙状结肠；c：Rs；d：Rb

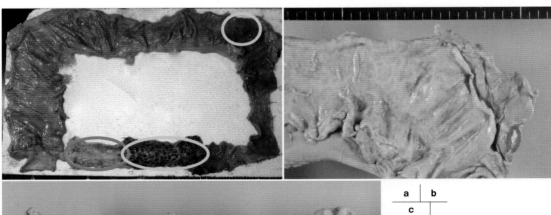

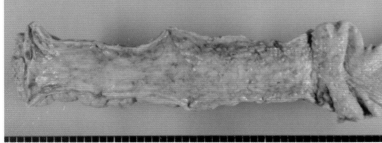

图7 大肠的肉眼像。在尸检时的肉眼像（a）中，可以观察到区域性多发性的炎性变化。固定后，在脾曲部（b）和乙状结肠近端隆起聚集成簇状（a，黄色圆圈部）；在乙状结肠远端（c）见有大面积的溃疡（a，绿色圆圈部）

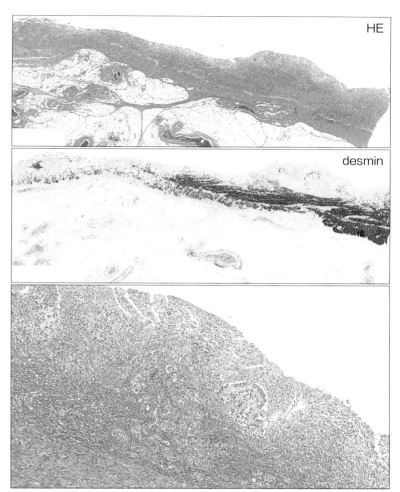

HE

desmin

a
b
c

图8 乙状结肠近端的组织病理像。在黏膜下广泛伴有纤维化（**a**）。在 desmin 免疫组织化学染色（**b**）中，在假性息肉内部残存有黏膜肌层。当放大隆起部时（**c**），腺管结构大致消失，仅在一部分可观察到扩张的腺管，为假性息肉的表现

　　在用 ICI 治疗癌症的过程中，注意全身各脏器的 irAE 是很重要的。据报道，作为纳武单抗所引起的消化道 irAE 有严重腹泻和结肠炎。但是，在接受纳武单抗治疗的恶性黑色素瘤或肺癌病例中，腹泻的发生率为 8% ~ 18%，并不是很高，尤其是 3 到 4 级腹泻的发生率仅为 0% ~ 2%。

　　相对于此，近年来在日本接连报道了纳武单抗相关性结肠炎（**表2**）。在恶性黑色素瘤和非小细胞肺癌病例中均见有结肠炎的发病，作为内镜表现，在 7 例中有 6 例记载了类似于溃疡性结肠炎的黏膜病变。也就是说，作为纳武单抗的消化道 irAE 的一型，溃疡性结肠炎类似性结肠炎的存在被认为是毫无疑问的。

因为在肠炎动物模型中，PD-L1 抑制 Th17 系统的免疫反应，具有抗炎作用，因此可以认为 PD-1/PD-L1 对消化道黏膜免疫具有抑制作用。纳武单抗或许是抑制了这种相互作用，引起了结肠炎。

　　笔者所经治病例的结肠镜表现可概括为血管透见征消失的微小颗粒状黏膜、溃疡、黏液附着，很难与溃疡性结肠炎相鉴别。另一方面，因为在所经治的病例中大肠病变呈非连续性/区域性分布，提示病变分布可能是二者之间的鉴别要点。但在溃疡性结肠炎患者中有时也可以观察到非连续性病变，认为在诊断时需要综合病史和组织学表现慎重判断。

　　在作为纳武单抗相关性结肠炎被报道的病

表2 日本的纳武单抗相关性结肠炎的总结

病例	性别	年龄	基础疾病	发病时期*	内镜表现	组织病理学表现	治疗法	治疗效果	文献
1	男性	62岁	非小细胞肺癌	10周	溃疡性结肠炎样	重度炎症细胞浸润，隐窝脓肿，隐窝炎	PSL	有效	1
2	女性	82岁	恶性黑色素瘤	18周	发红、血管扩张	重度炎症细胞浸润	PSL	有效	2
3	男性	82岁	非小细胞肺癌	7周	溃疡性结肠炎样	重度炎症细胞浸润，隐窝脓肿	5-ASA	有效	3
4	男性	89岁	恶性黑色素瘤	20周	溃疡性结肠炎样	重度炎症细胞浸润，隐窝脓肿	5-ASA，PSL	有效	4
5	男性	45岁	肺腺癌	14周	溃疡性结肠炎样	重度炎症细胞浸润，隐窝脓肿	PSL，IFX	有效	5
6	男性	51岁	恶性黑色素瘤	9周	溃疡性结肠炎样	重度炎症细胞浸润，隐窝脓肿，凋亡	PSL，IFX	有效	6
经治病例	男性	60多岁	非小细胞肺癌	10周	溃疡性结肠炎样	重度炎症细胞浸润，凋亡	PSL，IFX	无效	

*：从纳武单抗开始给药到出现腹泻的期间。

PSL：prednisolone，泼尼松龙；5-ASA：5-aminosalicylic acid，5-氨基水杨酸；IFX：infliximab，英利昔单抗。

例中，作为组织病理学表现可以观察到重度的炎症细胞浸润和隐窝炎。而且，在笔者所经治的病例中可以观察到大肠上皮细胞的明显凋亡。也就是说，由于PD-1抑制所导致的淋巴细胞的过度反应，有可能引起类似于移植物抗宿主病（graft-versus-host disease，GVHD）的重度的细胞凋亡。在文献报道方面，虽然提及在纳武单抗相关性结肠炎患者中可引起细胞凋亡的只是笔者所经治的病例，但该表现或许可以作为与包括溃疡性结肠炎在内的其他炎症性肠病的鉴别要点。

作为纳武单抗相关性结肠炎的治疗方法，在已报道的病例中选择有5-氨基水杨酸（5-aminosalicylic acid，5-ASA）制剂、甾体抗炎药和英利昔单抗。虽然关于对晚期恶性肿瘤患者是否应该给予抗肿瘤坏死因子α（tumor necrosis factor α，TNFα）抗体治疗尚未达成一定的共识，但确实存在需要本法治疗的重度结肠炎。然而，在笔者所经治的病例中用甾体抗炎药和英利昔单抗均无效。其原因之一有可能是由于在出现结肠炎的临床症状后还继续给予纳武单抗而导致了严重的结肠炎。因此认为，对于作为irAE的结肠炎的一部分病例，必须早期诊断和迅速地进行治疗干预。

此前完全没有纳武单抗相关性结肠炎尸检病例的报道。在笔者所经治的病例中，最终发展为大肠远端的区域性全周性溃疡和口侧的非连续性假性息肉病样病变。与此不同，CMV感

临床概评　　渡边 宪治　兵库医科大学肠道病态解析学

本病例除了尸检表现外，还进行了内镜的随访观察和病理学分析等，与以往的关于纳武单抗相关性结肠炎的报道相比，可以说是非常宝贵的病例。今后，除了药物给药史以外，有必要就通过影像诊断和病理诊断与溃疡性结肠炎之间的鉴别，通过积累病例进行研究，积累在溃疡性结肠炎患者中通常见不到的表现，其或许能够成为解决问题的线索。

染得到了较好的控制。也就是说，推测在所经治病例中的大肠病变，CMV感染对病情的发展影响较小。另外，通过尸检还可以确认在所经治病例中引起了非连续性病变。

Postow提到了作为irAE的结肠炎的好发时期。根据该报道，结肠炎发生于开始给予ICI后的5～10周。因此笔者认为，对在这个时期主诉消化系统症状的ICI给药病例，应该积极地施行结肠镜等检查，进行治疗干预。关于对结肠炎的治疗方针、ICI停药的与否、irAE高危人群的筛查和预防方法等，被认为是今后的研究课题。因为ICI是对癌症极有效的治疗药物，所以有必要解决这些问题。

结语

本文就纳武单抗相关性溃疡性结肠炎类似的结肠炎病例的临床表现和组织病理学表现，包括尸检表现在内进行了报道。

参考文献

[1]清水誠治，横溝千尋，石田哲士，他．炎症性腸疾患の鑑別診断．Gastroenterol Endosc 56: 3–14, 2014.

[2]Esaki M, Matsumoto T, Ohmiya N, et al. Capsule endoscopy findings for the diagnosis of Crohn's disease: a nationwide case–control study. J Gastroenterol 54: 249–260, 2019.

[3]「難治性炎症性腸管障害に関する調査研究」（久松班）．潰瘍性大腸炎・クローン病—診断基準・治療指針，令和2年度改訂版．厚生労働科学研究補助金難治性疾患政策研究事業，2021.

[4]Watanabe K, Tanida S, Inoue N, et al. Evidence–based diagnosis and clinical practice guidelines for intestinal Behçet's disease 2020 edited by intractable diseases, the health and labour sciences research grants. J Gastroenterol 55: 679–700, 2020.

[5]松本主之，江﨑幹宏，久保倉尚哉，他．腸管Behçet病と単純性潰瘍—小腸内視鏡所見の比較．胃と腸 46: 1007–1015, 2011.

[6]Tada Y, Koarada S, Haruta Y, et al. The association of Behçet's disease with myelodysplastic syndrome in Japan: a review of the literature. Clin Exp Rheumatol 24: S115–119, 2006.

[7]Kimura S, Kuroda J, Akaogi T, et al. Trisomy 8 involved in myelodysplastic syndromes as a risk factor for intestinal ulcers and thrombosis. Behçet's syndrome. Leuk Lymphoma 42: 115–121, 2001.

[8]吉田篤史，遠藤豊，上野文昭．Trisomy 8を伴った骨髄異形成症候群に合併した小腸潰瘍．Gastroenterol Endosc 57: 170–171, 2015.

[9]Kawano S, Hiraoka S, Okada H, et al. Clinical features of intestinal Behçet's disease associated with myelodysplastic syndrome and

trisomy 8. Acta Med Okayama 69: 365–369, 2015.

[10]Kimura M, Tsuji Y, Iwai M, et al. Usefulness of adalimumab for treating a case of intestinal Behçet's disease with trisomy 8 myelodysplastic syndrome. Intest Res 13: 166–169, 2015.

[11]Yanai S, Nakamura S, Kawasaki K, et al. Multiple colonic ulcers associated with trisomy 8; serial changes in colonoscopic findings. Clin J Gastroenterol 9: 298–301, 2016.

[12]Asano T, Sato S, Furuya MY, et al. Intestinal Behçet disease associated with myelodysplastic syndrome accompanying trisomy 8 successfully treated with abdominal surgery followed by hematopoietic stem cell transplantation: A case report. Medicine 98: e17979, 2019.

[13]梁井俊一，中村昌太郎，川崎啓祐，他．小腸の非腫瘍性疾患—腸管Behçet病/単純性潰瘍．胃と腸 54: 496–503, 2019.

[14]French FMF Consortium. A candidate gene for familial Mediterranean fever. Nat Genet 17: 25–31, 1997.

[15]Arasawa S, Nakase H, Ozaki Y, et al. Mediterranean mimicker. Lancet 380: 2052, 2012.

[16]仲瀬裕志，平山大輔，我妻康平，他．MEFV遺伝子異常に関連する消化管病変．胃と腸 54: 1715–1722, 2019.

[17]Asakura K, Yanai S, Nakamura S, et al. Familial Mediterranean fever mimicking Crohn disease: A case report. Medicine 97: e9547, 2018.

[18]八尾隆史．消化管疾患における肉芽腫の病理学的特徴と鑑別診断．胃と腸 51: 1409–1417, 2016.

Summary

Ileocecal Lesion of Inflammatory Bowel Disease

Shunichi Yanai[1], Satoshi Kasugai,
Risaburo Akasaka, Yosuke Toya,
Toshifumi Morishita, Makoto Eizuka,
Tomofumi Oizumi, Kensuke Asakura,
Yutaka Sasaki, Tomo Kumei,
Jun Urushikubo, Kaho Adachi,
Keisuke Kawasaki[2], Noriyuki Uesugi[3],
Tamotsu Sugai, Takayuki Matsumoto[1]

Inflammatory bowel diseases with ileocecal involvement include Crohn's disease, intestinal Behçet's disease/simple ulcer, ileocecal ulcer in trisomy 8, Familial Mediterranean fever （FMF）, intestinal infections such as intestinal tuberculosis, yersiniosis, and Campylobacter infection, and drug–induced ulcers. In trisomy 8, multiple ulcers of the small bowel and large intestine occur predominantly in the ileocecal region. In FMF, erosion and ulcers, such as longitudinal ulcer, are noted anywhere in the small and large bowel. To accurately diagnose ileocecal ulcers, it is necessary to understand the endoscopic findings of the diseases, including novel disorders such as trisomy 8 and FMF.

[1]Division of Gastroenterology, Department of Internal Medicine, Iwate Medical University, Iwate, Japan.

[2]Department of Medicine and Clinical Science, Graduate School of Medical Sciences, Kyushu University, Fukuoka, Japan.

[3]Department of Molecular Diagnostic Pathology, Iwate Medical University, Iwate, Japan.

编辑后记

由于炎症性肠病涉及的疾病种类繁多，所以鉴别诊断非常重要。策划本书的目的是在展示以炎症性肠病中出现的影像表现为中心的鉴别诊断方法的同时，再次确认最近几乎不被施行的 X 线造影检查的有用性。

虽然在序中也提到了，本书不是按照通常的炎症性肠病的教科书的顺序，从"○○疾病的影像表现是□□"这样展开的，而是以"在检查中发现了□□的表现，而在此时首先应该考虑的疾病是○○，当进一步详细观察时，应考虑△△和▽▽等鉴别疾病。为了更正确地进行这些疾病的鉴别，需要进行◇◇等的进一步检查"。这是临床实际的先后顺序。

拜读了本书中的各篇论文，真心话是"炎症性肠病的诊断还是很难的"。特别是清水医生的综述论文，收罗了关于炎症性肠病鉴别的全部项目，详细地进行了介绍。由于炎症性肠病的种类本身就极其繁多，所以内容相当复杂。希望各位读者先读一读清水医生的论文。如有不能充分理解的地方可暂且先放置不管，先开始读其它论文，在熟读以后，各疾病的形态特征在某种程度上进入到头脑中的阶段，如果再次读清水医生的论文，认为大家就能理解在该论文中完美收罗了炎症性肠病诊断的流程了。

另外，藏原医生的论文还详细介绍了本书的另一个目的，即 X 线造影检查在炎症性肠病诊断中所处的位置、影像表现的解读及其重要性。近来，有很多意见说"在消化道疾病的诊断中不需要 X 线检查"，在再次强调炎症性肠病诊断上联合应用 X 线检查的重要性这一点上，藏原医生是在该检查上倾注心血的人，非常令人欣喜。另外，可以重新确认其意义，这是很好的学习。不要抱着"反正进行 X 线检查也看不到疾病表现"的想法，从一开始就放弃，希望年轻的医生即使对诊断感到迷茫，也要尽可能地（因为也可以经由内镜）联合应用 X 线造影检查。笔者非常希望大家能够体会到通过 X 线造影检查拍摄出 1 张决定诊断的照片时的巨大喜悦。

将本书放置于内镜室，分析实际的内镜检查表现，并与本书中的内镜表现进行比较。通过反复进行这一过程，在实际的临床工作中，如果根据所发现的图像，在脑海中能够浮现出最可能的疾病和鉴别疾病，以及接下来应该追加的检查项目，就是学有所成了。若本书能有助于此，笔者将不胜荣幸。